医药与人类社会

主 编◎闫智勇 万 军

西南交通大学出版社
·成都·

图书在版编目（C I P）数据

医药与人类社会 / 闫智勇，万军主编. 一成都：
西南交通大学出版社，2018.2
　ISBN 978-7-5643-6076-4

　Ⅰ. ①医… Ⅱ. ①闫… ②万… Ⅲ. ①医药学－高等
学校－教材②社会人类学－高等学校－教材 Ⅳ. ①R
②C912.4

中国版本图书馆 CIP 数据核字（2018）第 033931 号

医药与人类社会

主编　闫智勇　万　军

责任编辑　牛　君
封面设计　严春艳

出版发行　西南交通大学出版社
　　　　　（四川省成都市金牛区二环路北一段 111 号
　　　　　西南交通大学创新大厦 21 楼）
邮政编码　610031
发行部电话　028-87600564　　　028-87600533
官网　　　http://www.xnjdcbs.com
印刷　　　成都蜀通印务有限责任公司

成品尺寸　185 mm×260 mm
印张　　　9.25
字数　　　200 千
版次　　　2018 年 2 月第 1 版
印次　　　2018 年 2 月第 1 次
书号　　　ISBN 978-7-5643-6076-4
定价　　　28.00 元

前　言

　　医药学在我国已有 5000 年的历史。2500 年前，我们已有了系统的医学理论——《黄帝内经》。秦汉时期，临床治疗学有了新的发展，并出现了我国第一本药物学专著——《神农本草经》。医药学是关于人类同疾病做斗争和增进健康的科学，它的对象是社会中的人。因此，医药学与人类社会发展的历史及现代社会的发展密切相关。著名医史学家西格斯特指出："医学是一门社会科学。"人类社会是整个自然界的一个特殊组成部分，是在自然界发展的一定阶段随着人类的产生而出现的。人类社会的形成主要不是人的生理组织与机制进化的生物学过程，而是以劳动为基础的人类共同活动和相互交往等社会关系形成的过程。

　　我们查阅、研究了大量的古代文献、现代资料、书籍及国内外现代科学的研究成果，编写了《医药与人类社会》一书，力求做到古今结合，融会贯通。全书共分六章，分别从人体生理与医药概述、医药产业与社会发展、医药资源与人类环境、医药人文与社会文化、药学基础与医药材料、医药管理与科技进步等多方面，系统而科学地介绍了医药学及相关学科与人类社会的历史、资源、文化、经济、管理等的相互关系，以及医药在现代社会中的应用。本书可作为高等学校学生的研讨课及通识课教材，还可用作医药类专业学生的课外参考书，亦可作为普通公众的科普读物。

　　本书的编者都是在课堂教学与科研实践一线工作多年的高校教师，拥有扎实的理论基础和丰富的实践经验，为本书的编写付出了不懈的努力，在此深表感谢。在本书的编写过程中，也得到了一些研究生同学的帮助，在此一并致谢。

　　由于编者水平有限，书中难免存在疏漏和错误之处，衷心希望广大读者批评指正。

编　者

2017 年 3 月

前　言

目 录

导 论

——医药与人类社会：历史回顾

医药学是关于人类同疾病做斗争和增进健康的科学。伴随着人类生命的出现，疾病也随之而来，而人类同疾病的斗争，也一直伴随着人类社会的发展。

古代西方医学最初产生于古希腊。公元前 5 世纪，古希腊人在汲取美索不达米亚、埃及、印度等地文化中的医学知识的基础上，形成了在自然哲学指导下，以经验观察和思辨推理为基础的古典医学体系。

在中华大地上，大约从公元前 21 世纪开始，至公元前 476 年，中国产生了早期的经验医学。秦汉时期（公元前 221—公元 220 年）的中医典籍《黄帝内经》，系统论述了人的生理、病理、疾病以及"治未病"和疾病治疗的原则及方法，确立了中医学的思维模式，标志着中医从单纯的临床经验积累发展到了系统理论总结阶段，形成了中医药理论体系框架。

通过下面 22 个人类医药发展过程中的关键事件，可以管窥医药与人类社会发展的整个历程。

1.《汉谟拉比法典》（The Code of Hammurabi）

古巴比伦国王汉谟拉比（约公元前 1792—前 1750 年在位）颁布的法律汇编，是迄今世界上最早的一部完整保存下来的成文法典，也是世界上最早的医学法律。其序言中提到，要让正义之光照耀大地，消灭一切罪与恶，使强者不能压迫弱者。

2. 医学分科

我国西周（公元前 1100 年）时，已确立了一整套医政组织和医疗考核制度，为医学分科之始。《周礼·天官》："师掌医之政令，聚毒药以共医事。凡邦之有疾病者，疕疡者，造焉，则使医分而治之。""食医掌和王之六食，六饮、六膳、百羞、百酱、八珍之齐。""疾医掌养万民之疾病。四时皆有疠疾：春时有痟首疾，夏时有痒疥疾，秋时有疟寒疾，冬时有嗽上气疾。……凡民之有疾病者，分而治之"。疡医，"掌肿疡、溃疡、金疡、折疡之祝药刮杀之齐；凡疗疡，以五毒攻之，以五气养之，以五药疗之，以五味节之。"兽医，"掌疗兽病，疗兽疡，凡疗兽病灌而行之。"

3. 西方医学奠基人——希波克拉底（Hippocrates，公元前 460—前 370 年）

希波克拉底是古希腊伯里克利时代的医师，被西方尊为"医学之父"，西方医学奠基人。在《希波克拉底全集》中，他认为疾病是一个自然过程，症状是身体对疾病的反应，医生的主要功用是帮助身体的自然力量恢复；并认为医术是一切技术中最美和最高尚的。

4. 中国医学的奠基

公元前 476—公元 265 年，《黄帝内经》《难经》《神农本草经》《伤寒杂病论》四大经典，奠定了传统中医药学的基础。其中《黄帝内经》为中医学奠定了理论基础，《难经》丰富和发展了中医学的理论体系，《神农本草经》为本草学的发展奠定了基础，《伤寒杂病论》确立了中医临床辨证论治的基本原则。

5. 使用麻醉药的最早记录

华佗（约公元 145 年—208 年），首先应用中药全身麻醉剂——麻沸散，施行腹部手术，这是世界历史上使用麻醉药的最早记录。他还提倡积极进行体育锻炼，模仿动物的动作，创造了"五禽戏"，这是古代的医疗体操，也开创了运动仿生学的先河。

6. 第一部针灸专著——《针灸甲乙经》

作者为西晋时的皇甫谧，成书年代为公元 256—259 年，内容包括脏腑、经络、腧穴、病机、诊断、治疗、禁忌等，该书系统整理了人体腧穴 349 个，并阐明针灸操作方法，为后世针灸的发展提出和建立了规范。

7. 世界最早的国家"药典"——《新修本草》

该书作者为唐代苏敬、长孙无忌、李勣等 20 余人，成书于公元 659 年，由唐政府颁布。内容包括本草 23 卷，载药 844 味，药图 25 卷，为药图的最早创用。

8. 世界最早法医学著作——《洗冤集录》

该书作者为南宋宋慈（1186—1249），成书于公元 1247 年。书中记述了人体解剖、检验尸体、勘查现场、鉴定死伤原因、自杀或谋杀的各种现象、各种毒物和急救、解毒方法等，区别溺死、自缢与假自缢、自刑与杀伤、火死与假火死的方法，人工呼吸法，迎日隔伞验伤以及银针验毒、明矾蛋白解砒霜中毒等。清同治六年（公元 1862 年），荷兰人首先将之翻译成荷兰文，后陆续被翻译成德文、英文、日文、韩文、俄文等。

9. 近代人体解剖学的建立

近代人体解剖学的创始人维萨里（Vesalius, A. 1514—1564），于 1543 年出版《人体的构造》一书。书中系统地描述了人体的骨骼、肌肉、血管、神经、内脏的特点，并指出盖仑解剖学中的 200 多处错误，阐述了心脏的结构，否定了盖仑心脏室中隔有孔的说法，描述了心脏瓣膜的结构，为血液循环的发现奠定了基础。

10. 对传染病的认识

西方：1546 年，意大利医师夫拉卡斯托罗（Fracastro, G. 1483—1553），认为传染病的传染源是一种最小粒子，我们感觉不到，而且人们对这种小粒子有不同的亲和力，微小粒子从患者传给健康人，使健康人梁病。

中国：明代吴有性（1580—1660），创立"戾气"说，认为疫病是由"戾气"所引起，戾气是物质性的，可以采用药物制服，戾气从口鼻而入，致病与否取决于戾气的量、毒力与人体的抵抗力，戾气的种类不同，所引起的疾病不同，侵犯脏器部位也不同，人类与禽兽的瘟疫是不同的。

11. 近代生理学的诞生

哈维（Harvey, W., 1578—1657）于 1628 年发表《论动物心脏与血液运动的解剖学研究》，标志着近代生理学的诞生。在该书中，哈维提供了大量的证据，其中包括人的临床观察、尸体解剖、许多种类动物的解剖与观察，而且利用定量思想、逻辑分析和生理测试，从各个方面证明心脏是一个可以泵出血液的肌肉实体，血液以循环的方式在血管系统中不断流动。

12. 显微镜的应用

英国物理学家罗伯特·虎克（Robert Hooke, 1635—1703），于 1665 年研制出能够放大 140 倍的光学显微镜，并用它来观察软木薄片，发现了细胞（"cell"）。雷文虎克（Leeuwenhoek, 1632—1723），于 1683 年首次在显微镜下发现"细菌"。

13. 病理解剖学的建立

病理解剖学的创始人莫干尼（Morgagni, G. B., 1682—1771），在《论疾病的位置和原因》一书中，认为一切疾病的发生都有一定的位置，只有脏器变化才是疾病的真正原因。该书把"病灶"和临床症状联系起来，这种思想影响至今。

14. 细胞学理论的发展

施莱登（Schleiden, M. J., 1804—1881）和施旺（Schwann, T. h., 1810—1882），共同发展了现代生物学最重要的概念之一——"细胞学理论"。

15. 听诊器的发明

雷奈克（Laennec, 1781—1826），发明了用听诊器（纸制、木制）检查心、肺的方法。

16. 吗啡的发现

1806 年，德国药剂师泽尔蒂纳（Friedrich W. Sertürner, 1783—1841）第一次分离出了纯吗啡。

17. 微生物学发展史上的里程碑

从巴斯德（Pasteur, 1822—1895）开始，微生物学由观察和描述阶段进入培养和进行生理生化研究的阶段。他阐明了发酵和有机物腐败的原理，将细菌与传染病联系起来，在传染病的预防和治疗上取得了令人瞩目的成绩。

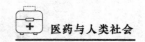

18. 放射医学的发展

德国物理学家伦琴于 1895 年发现 X 射线，法国和波兰物理学家居里夫妇 1898 年发现镭，并应用于临床诊断。

19. 心电图的发明

爱因托汶（Einthoven，W.，1860—1927）于 1903—1906 年研究出心电图描记（ECG），因而获得了 1924 年诺贝尔奖。

20. 第一种人工合成的化学药物——阿司匹林

1897 年，德国拜耳公司的霍夫曼开发并拥有了人工合成水杨酸（阿司匹林）的专利。1899 年临床试验获得成功，阿司匹林成功投入市场。

21. 青霉素的发现

1928 年，英国伦敦圣玛丽医院的细菌学家弗莱明发现青霉菌分泌的一种物质能够杀菌，称之为青霉素，并于 1929 年 6 月把他的发现写成论文发表。

1940 年，在牛津大学主持病理研究工作的澳大利亚病理学家佛罗理，仔细阅读了弗莱明关于青霉素的论文，对这种能杀灭多种病菌的物质产生了浓厚的兴趣。德国生物化学家钱恩是他最主要和得力的助手。1941 年 6 月，佛罗理带着青霉素样品来到不受战火影响的美国，开始了在临床上的广泛应用，一些传染病的死亡率大大下降，无数人的生命得到了拯救。1945 年，弗莱明、佛罗理和钱恩三人，因在青霉素发现、利用方面做出的杰出贡献，共同获得了诺贝尔生理学及医学奖。

青霉素与原子弹、雷达并称为第二次世界大战中的三大发明。

22. "反应停"事件

人类发明的药物，既给人类带来了极大的益处，也给自己造成了意想不到的伤害，其中最典型的案例之一，就是"反应停"这一著名的事件。1957 年，该药在西德上市，称为"无毒性镇静剂"，而后被广泛用于妊娠呕吐。但随即而来的是许多新生婴儿都是短肢畸形，形同海豹，被称为"海豹肢畸形"。1961 年，这种症状终于被证实是孕妇服用"反应停"所导致的。于是，该药被禁用，然而，受其影响的婴儿已多达 1.2 万名。

由上可见，人类医药科学的发展，是随着人类社会经济文化的发展、科学技术的进步和人类对健康需求的不断增加而不断发展的。

当代医药学已发展为既高度分化，又高度综合的学科体系。医药学各学科之间相互促进、相互渗透，医药学与其他自然科学和人文社会科学之间的相互交叉、相互联系越来越多，这些对人类医药学的发展必将产生深远的影响。

第一章　人体生理与医药概述

第一节　人体生理学基础

一、生理学基础

（一）生理学研究对象及水平

生理学（physiology）是生物科学的一个分支，它以生物机体的功能为研究对象。生物机体的功能就是整个生物及其各个部分所表现出的各种生命现象或生理作用，如呼吸、消化、循环、肌肉运动等。生理学的任务就是研究这些生理功能的发生机制、条件以及机体的内外环境中各种变化对生理功能的影响，从而掌握各种生理变化的规律。

在研究生命现象的机制时，需要从各个不同水平提出问题进行研究。根据研究的层次不同，生理学研究可以分成以下三个水平。

（1）关于生命现象的细胞和分子机制的研究。生理活动的物质基础是生物机体，构成机体的最基本结构和功能单位是各种细胞，每一器官的功能都与组成该器官的细胞的生理特性分不开，例如，肌肉的功能与肌细胞的生理特性分不开，腺体的功能与腺细胞的生理特性分不开等。然而，细胞的生理特性又取决于构成细胞的各个物质的物理化学特性，尤其是生物大分子的物理化学特性。例如，心脏之所以能搏动，是由于肌细胞中含有特殊的蛋白质，这些蛋白质分子具有一定的结合排列方式，在离子浓度的变化和酶的作用下排列方式发生变化，从而发生收缩或舒张的活动。因此，对心脏功能的研究需要在肌细胞和生物大分子的水平上进行。这类研究的对象是细胞和它所含的物质分子，可称为细胞和分子水平的研究。这方面的知识称为普遍生理学或细胞生理学。

（2）关于机体内各器官和系统的功能的研究。这方面的研究着重阐明器官和系统对于机体有什么作用，它是怎样进行活动的，它的活动受到哪些因素的控制等。例如，关于心血管组成的血液循环系统的生理功能研究，需要阐明心脏各部分如何协同活动、心脏如何射血、血管如何调配血液供给、血管内血液流动的动力和阻力、心血管活动如何调节等规律。这类研究要对完整的心脏、血管和循环系统进行观察，是以器官和系统作为研究对象的，称为器官和系统水平的研究。这方面的知识称为器官和系统生理学。

（3）关于机体内各器官、系统的相互联系和相互影响，以及机体与环境之间相互联系和相互影响的研究。由于人体生理学的研究对象是人的机体，整个人体的生理活动并不等于心、肺、肾等器官生理功能的简单总和，而是在各种生理功能之间体现着彼此相互联系、相互制约的完整而协调的过程。人的生理活动还具有个体的特点，并且随着个体生活条件的变异而不断变化发展。机体内的这种联系制约、变化发展的规律也是需要加以研究的。例如，在完整人体内心脏搏动的频率和力量，会受体内外环境条件、人体的健康情况以及情绪等因素的影响。在这里，研究的对象是整个机体，可称为整体水平的研究。

生理功能虽然以细胞和分子特性为基础，并服从于物理化学的规律，但生理学毕竟不等同于物理学和化学，它们既有细胞和分子水平的研究和科学规律，也有器官、系统和整体水平的研究和科学规律。要全面地理解某一生理功能的机制，必须从细胞和分子、器官和系统以及整体三个水平进行研究。

生理学的发展与医学有着密切联系。人类在医疗实践中和对人体的一般观察中积累了关于人体生理功能的许多知识，更通过对人体和动物的实验分析研究，进一步深入探索这些生理功能的内在机制和相互关系，逐渐形成关于人和动物机体功能的系统性理论科学。医学中关于疾病问题的理论研究是以人体生理学的基本理论为基础的；同时，通过医学实践又可以检验生理学理论是否正确，并不断以新的内容和新的问题丰富生理学理论和推动生理学研究。因此，生理学是医学的一门基础理论科学。

（二）生理功能的调节

人体和复杂多细胞动物的细胞直接生存于细胞外液中，而不与外环境发生接触。细胞新陈代谢所需的养料由细胞外液提供，细胞的代谢产物也排到细胞外液中，而后通过细胞外液再与外环境发生物质交换。由此，细胞外液被称为机体的内环境，以别于整个机体所生存的外环境。细胞的生存对内环境条件的要求很严格，内环境各项因素的相对稳定是高等动物生命存在的必要条件。然而，内环境理化性质不是绝对静止的，而是各种物质在不断转换中达到相对平衡状态，即动态平衡状态。这种平衡状态称为稳态。由于细胞不断进行新陈代谢，新陈代谢本身不断扰乱内环境的稳态，外环境的强烈变动也可影响内环境的稳态。为此，机体的血液循环、呼吸、消化、排泄等生理功能必须不断地进行调节，以纠正内环境的过分变动。

1. 神经调节

神经活动的基本过程是反射。反射的结构基础为反射弧，包括五个基本环节：感受器、传入神经、神经中枢、传出神经和效应器。感受器是接受刺激的器官，效应器是产生反应的器官；中枢在脑和脊髓中，传入和传出神经是将中枢与感受器、效应器联系起来的通路。例如，当血液中氧分压下降时，颈动脉等化学感受器发生兴奋，通过传入神经将信息传至呼吸中枢，导致中枢兴奋，再通过传出神经使呼吸肌运动加强，吸入更多的氧，使血液中氧分压回升，维持内环境的稳态。反射调节是机体重要的调节机制，神经系统功能不健全时，调节将发生混乱。

巴甫洛夫（Ivan Pavlov）将反射分成非条件反射与条件反射两类。非条件反射是先天遗传的、同类动物都具有的，是一种初级的神经活动。上述呼吸反射就是一种简单的非条件反射。条件反射是后天获得的，是个体在生活过程中按照它的生活条件而建立起来的，是一种高级的神经活动。例如，工人进入劳动环境中就会发生呼吸加强的条件反射，这时虽然劳动尚未开始，但呼吸系统已增强活动，准备为劳动提供足够的氧并排出二氧化碳。所以，条件反射是更具有适应性意义的调节。

2. 体液调节

体液调节就是机体某些细胞产生某些特殊的化学物质，借助于血液循环的运输，到达全身各器官组织或某一器官组织，从而引起该器官组织的某些特殊的反应。许多内分泌细胞所分泌的各种激素，就是借体液循环的通路对机体的功能进行调节的。例如，胰岛 B 细胞分泌的胰岛素能调节组织、细胞的糖与脂肪的新陈代谢，有降低血糖的作用。内环境血糖浓度之所以能保持相对稳定，主要依靠这种体液调节。

有些内分泌细胞可以直接感受内环境中某种理化因素的变化，直接做出相应的反应。例如，当血钙离子浓度降低时，甲状旁腺细胞能直接感受这种变化，促使甲状旁腺激素分泌增加，转而导致骨中的钙释放入血，使血钙离子的浓度回升，保持内环境的稳态。也有些内分泌腺本身直接或间接地受到神经系统的调节，在这种情况下，体液调节是神经调节的一个传出环节，是反射传出道路的延伸。这种情况可称为神经-体液调节。例如，肾上腺髓质接受交感神经的支配，当交感神经系统兴奋时，肾上腺髓质分泌的肾上腺素和去甲肾上腺素增加，共同参与机体的调节。

除激素外，某些组织、细胞产生的一些化学物质，虽不能随血液流到身体其他部位起调节作用，但可在局部组织液内扩散，改变邻近组织细胞的活动。这种调节可看作局部性体液调节，或称为旁分泌（paracrine）调节。

神经调节的一般特点是比较迅速而精确，体液调节的一般特点是比较缓慢、持久而弥散，两者相互配合使生理功能调节更趋于完善。

3. 自身调节

自身调节是指组织、细胞在不依赖外来或体液调节的情况下，自身对刺激发生的适应性反应过程。例如，骨骼肌或心肌的初长（收缩前的长度）能对收缩力量起调节作用；当初长在一定限度内增大时，收缩力量会相应增加，而初长缩短时收缩力量就减小。一般来说，自身调节的幅度较小，也不十分灵敏，但对于生理功能的调节仍有一定意义。

有时候一个器官在不依赖外来的神经或体液调节的情况下，自身对刺激发生的适应性反应过程也属于自身调节。

二、细胞的基本功能

细胞是人体和其他生物体的基本结构单位。体内所有的生理功能和生化反应，都是在细胞及其产物（如细胞间隙中的胶原蛋白和蛋白聚糖）的物质基础上进行的。细胞生理学的主要内容包括：细胞膜和组成其他细胞器的膜性结构的基本化学组成和分子结构；不同物质分子或离子的跨膜转运功能；作为细胞接受外界影响或细胞间相互影响基础的跨膜信号转换功能；以不同带电离子跨膜运动为基础的细胞生物电和有关现象；肌细胞如何在细胞膜电变化的触发下出现机械性收缩活动。

（一）细胞膜的基本结构

一切动物细胞都被一层薄膜所包被，这一层薄膜称为细胞膜或质膜（plasma membrane），它把细胞内容物与细胞周围环境（主要是细胞外液）分隔开来，使细胞能相对独立于环境而存在。细胞膜在电镜下可分为三层，即在膜的靠内外两侧各有一条厚约 2.5 nm 的电子致密带，中间夹有一条厚 2.5 nm 的透明带，总厚度 7.0 ~ 7.5 nm。这种结构不仅见于各种细胞的细胞膜，亦见于各种细胞器的膜性结构，如线粒体膜、内质网膜、溶酶体膜等，因而它被认为是一种细胞中普遍存在的基本结构形式。

各种膜性结构主要由脂质、蛋白质和糖类等物质组成。尽管不同来源的膜中各种物质的比例和组成有所不同，但一般是以蛋白质和脂质为主，糖类只占极少量。

（二）细胞膜的跨膜物质转运功能

细胞要维持正常的生命活动，不仅细胞的内容物不能流失，而且其化学组成必须保持相对稳定，这就需要在细胞和它所处的环境之间有起屏障作用的结构；但细胞在不断进行新陈代谢的过程中，又需要经常从外界得到氧气和营养物质，排出细胞的代谢产物，这些物质的进入和排出，都必须经过细胞膜，这就涉及物质的跨膜转运过程。因此，细胞膜必然是一个具有特殊结构和功能的半透性膜，它允许某些物质或离子有选择地通过，但又能严格限制其他一些物质的进出，保持了细胞内物质成分的稳定。

细胞内部也存在类似细胞膜的膜性结构。各种细胞器如线粒体、内质网等的膜性部分，使它们与一般胞浆之间既存在某种屏障，也可进行某些物质转运。

常见的跨膜物质转运形式有以下几种：

1. 单纯扩散

在生物体系中，细胞外液和细胞内液都是水溶液，溶于其中的各种溶质分子，只要是脂溶性的，就可能按扩散原理作跨膜运动或转运，称为单纯扩散。

2. 易化扩散

有很多物质虽然不溶于脂质，或溶解度甚小，但它们也能较容易地从膜的高浓度一侧向低浓度一侧移动。这种有悖于单纯扩散基本原则的物质转运，是在膜结构中一些特殊蛋白质分子的"协助"下完成的，因而被称为易化扩散（facilitated diffusion）。

3. 主动转运

主动转运指细胞通过本身的某种耗能过程，将某种物质的分子或离子由膜的低浓度一侧移向高浓度一侧的过程。按照热力学定律,溶液中的分子由低浓度区域向高浓度区域移动,就像举起重物或推物体沿斜坡上移,或使电荷逆电场方向移动一样,必须由外部供给能量。有主动的跨膜转运进行,必定伴随了能源物质(常常是 ATP)的消耗。

4. 出胞与入胞

细胞对一些大分子物质或固态、液态的物质团块,可通过出胞和入胞进行转运。

出胞主要见于细胞的分泌活动,如内分泌腺把激素分泌到细胞外液中,外分泌腺把酶株颗粒和黏液等分泌到腺管的管腔中,以及神经细胞的轴突末梢把神经递质分泌到突触间隙中。分泌过程或一般的出胞作用的最后阶段是:囊泡逐渐向质膜内侧移动,最后囊泡膜和质膜在某点接触和相互融合,并在融合处出现裂口,将囊泡一次性排空,而囊泡的膜也就变成了细胞膜的组成部分(图 1-1)。

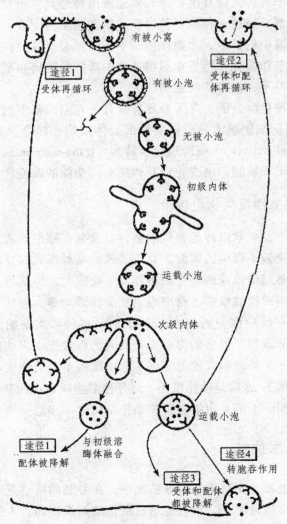

图 1-1 受体介导的内吞作用所涉及的途径示意图

入胞和出胞相反，指细胞外某些物质团块（如侵入体内的细菌、病毒、异物或血浆中脂蛋白颗粒、大分子营养物质等）进入细胞的过程。

膜除了有物质转运功能外，还有跨膜信息传递和能量转换功能，这些功能的机制是由膜的分子组成和结构决定的。膜成分中的脂质分子层主要起到屏障作用，而膜中的特殊蛋白质则与物质、能量和信息的跨膜转运和转换有关。

（三）细胞膜的跨膜信号传递功能

多细胞动物中，由于绝大多数细胞是生活在直接浸浴它们的细胞外液（即内环境）之中，因此出现在内环境中的各种化学分子，是它们最常能感受到的外来刺激。这些化学分子不仅是指存在于细胞外液中的激素或其他体液性调节因子，而且在神经调节过程中，当神经信息由一个神经元向其他神经元传递或由神经元传给它的效应器细胞时，在绝大多数情况下，也都要通过一种或多种神经递质和调质为中介，通过这些化学分子在距离极小的突触间隙液中的扩散，才能作用到下一级神经元或效应器细胞。尽管激素和递质（或调质）等分子作为化学信号在细胞外液中播散的距离和范围有所不同，但对接受它们影响的靶细胞并不存在本质的差别。

细胞外液中的各种化学分子，并不需要自身进入它们的靶细胞后才能起作用，它们大多数是选择性地同靶细胞膜上具有特异性的受体结构相结合，再通过跨膜信号传递（trans-membrane signal delivery）或跨膜信号转换（trans-membrane signal transition）过程，最后间接地引起靶细胞膜的电变化或其他细胞内功能的改变。

（四）细胞的兴奋性及生物电现象

在各种动物组织中，一般以神经和肌细胞，以及某些腺细胞表现出较高的兴奋性，这就是说它们只需接受较小程度的刺激，就能表现出某种形式的反应，因此称为可兴奋细胞或可兴奋组织。不同组织或细胞受刺激而发生反应时，外部可见的反应形式有可能不同，如各种肌细胞表现机械收缩，腺细胞表现分泌活动等，但所有这些变化都是由刺激引起的，因此把这些反应称为兴奋（excitation）。各种可兴奋细胞处于兴奋状态时，虽然可能有不同的外部表现，但它们都有一个共同的、最先出现的反应，这就是受刺激处的细胞膜两侧出现一个特殊形式的电变化（它由细胞本身所产生，不应与作为刺激使用的外加电刺激相混淆），这就是动作电位。而各种细胞所表现的其他外部反应，如机械收缩和分泌活动等，实际上都是由细胞膜的动作电位进一步触发和引起的。

三、血液的基本功能

血液是一种流体组织，充满于心血管系统中，在心脏的推动下不断循环流动。如果流经体内任何器官的血流量不足，均可能造成严重的组织损伤；人体大量失血或血液循环严重障碍，将危及生命。血液在医学诊断上有重要价值，因为很多疾病可导致血液组成成分或性质发生特征性的变化。

（一）血液的组成和功能

人类的血液由血浆和血细胞组成。1 L 血浆中含有 900～910 g 水（90%～91%）、65～85 g 蛋白质（6.5%～8.5%）和 20 g 低分子物质（2%）。低分子物质中有多种电解质和小分子有机化合物，如代谢产物和某些其他激素等。血细胞包括红细胞、白细胞和血小板三类细胞，它们均起源于造血干细胞。

1. 红细胞

红细胞（erythrocyte）是血液中数量最多的一种血细胞，含有血红蛋白，因而使血液呈红色。红细胞在血液的气体运输中有极重要的作用，在血液中由红细胞运输的氧约为溶解于血浆中的 70 倍；在红细胞参与下，血浆运输二氧化碳的能力约为直接溶解于血浆中的 18 倍。

2. 白细胞

白细胞（leukocyte）是一类有核的血细胞。白细胞不是一个均一的细胞群，根据其形态、功能和来源部位可以分为三大类：粒细胞、单核细胞和淋巴细胞。所有的白细胞都能做变形运动，凭藉这种运动，白细胞得以穿过血管壁，这一过程称为血细胞渗出（diapedesis）。

3. 血小板

血小板（platelets，thrombocyte）是从骨髓成熟的巨核细胞胞浆解脱落下来的小块胞质。巨核细胞虽然在骨髓的造血细胞中为数最少，仅占骨髓有核细胞总数的 0.05%，但其产生的血小板却对机体的止血功能极为重要。每个巨核细胞均可产生 1000～6000 个血小板。

（二）血液循环

心脏和血管组成机体的循环系统，血液在其中按一定方向流动，周而复始，称为血液循环。血液循环的主要功能是完成体内的物质运输，运输代谢原料和代谢产物，使机体新陈代谢能不断进行；体内各内分泌腺分泌的激素，或其他体液因素，通过血液的运输，作用于相应的靶细胞，实现机体的体液调节；机体内环境理化特性相对稳定的维持和血液防卫功能的实现，也都有赖于血液的不断循环流动。

四、呼 吸

机体与外界环境之间的气体交换过程，称为呼吸。通过呼吸，机体从大气摄取新陈代谢所需要的 O_2，排出所产生的 CO_2，因此，呼吸是维持机体新陈代谢和其他功能活动

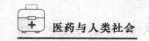

所必需的基本生理过程之一，一旦呼吸停止，生命也将终止。

在高等动物和人体，呼吸过程由三个相互衔接并且同时进行的环节来完成：① 外呼吸或肺呼吸，包括肺通气（外界空气与肺之间的气体交换过程）和肺换气（肺泡与肺毛细血管之间的气体交换过程）；② 气体在血液中的运输；③ 内呼吸或组织呼吸，即组织换气（血液与组织、细胞之间的气体交换过程），有时也将细胞内的氧化过程包括在内。可见呼吸过程不仅依靠呼吸系统来完成，还需要血液循环系统的配合，这种协调配合，以及它们与机体代谢水平的相适应，又都受神经和体液因素的调节。

五、消化和吸收

人的消化器官由长 8～10 m 的消化道及与其相连的许多大、小消化腺组成。消化器官的主要生理功能是对食物进行消化和吸收，从而为机体新陈代谢提供必不可少的物质和能量来源。

消化是食物在消化道内被分解为小分子的过程。消化的方式有两种：一种是通过消化道肌肉的舒缩活动，将食物碾碎，并使之与消化液充分混合，以及将食物不断地向消化道的远端推送，这种方式称机械消化；另一种消化方式是通过消化腺分泌的消化液完成的，消化液中含有各种消化酶，能分别分解蛋白质、脂肪和糖类等物质，使之成为小分子物质，这种消化方式称化学性消化。正常情况下，这两种方式的消化作用是同时进行、互相配合的。食物经过消化后，透过消化道的黏膜，进入血液和淋巴循环的过程，称为吸收。消化和吸收是两个相辅相成、紧密联系的过程。不能被消化和吸收的食物残渣，最后以粪的形式排出体外。

六、尿的生成与排出

肾是维持机体内环境相对稳定的最重要的器官之一。通过尿的生成和排出，机体可：① 排除机体的大部分代谢终产物以及进入体内的异物；② 调节细胞外液量和渗透压；③ 保留体液中的重要电解质如钠、钾、碳酸氢盐以及氯离子等，排出氢离子，维持酸碱平衡。肾单位是肾的基本功能单位，它与集合管共同完成泌尿功能。人的两侧肾有 170 万～240 万个肾单位，每个肾单位包括肾小体和肾小管部分。肾小体包括肾小球和肾小囊两部分。尿的生成包括肾小球的滤过、肾小管和集合管的重吸收以及它们的分泌三个基本过程。

1. 肾小球滤过

循环血液经过肾小球毛细血管时，血浆中的水和小分子溶质，包括少量分子量较小的血浆蛋白，可以滤入肾小囊的囊腔而形成滤过液。肾小球滤过作用的动力是有效滤过压。肾小球毛细血管血压是滤出的唯一动力，而血浆胶体渗透压和囊内压则是滤出的阻力。有效滤过压=肾小球毛细血管压 -（血浆胶体渗透压+肾小囊内压）。

2．重吸收

人的肾每天生成的肾小球滤过液达 180 L，而终尿仅为 1.5 L。这表明滤过液中约 99% 的水被肾小管和集合管重吸收，只有约 1% 被排出体外。不仅如此，滤过液中的葡萄糖已全部被肾小管重吸收回血；钠、尿素被不同程度地重吸收；肌酐、尿酸和 K^+ 等还被肾小管分泌入管腔中。

3．尿的排出

尿的生成是一个连续不断的过程。持续不断进入肾盂的尿液，由于压力差以及肾盂的收缩而被送入输尿管。输尿管中的尿液则通过输尿管的周期性蠕动而被送入膀胱。但是，膀胱的排尿（micturition）是间歇地进行的。尿液在膀胱内贮存并达到一定量时，才能引起反射性排尿动作，将尿液经尿道排出体外。

七、神经系统

人体各器官、系统的功能都直接或间接处于神经系统的调节控制之下，神经系统是人体内起主导作用的调节系统。人体是一个复杂的机体，各器官、系统的功能不是孤立的，它们之间互相联系、互相制约；同时，人体生活在经常变化的环境中，环境的变化随时影响人体的各种功能。这就需要对人体各种功能不断做出迅速而完善的调节，使机体适应内外环境的变化。实现这一调节功能的系统主要就是神经系统。

八、内分泌系统

内分泌系统是由内分泌腺和分解存在于某些组织器官中的内分泌细胞组成的一个体内信息传递系统，它与神经系统密切联系，相互配合，共同调节机体的各种功能活动，维持内环境相对稳定。

人体内主要的内分泌腺有垂体、甲状腺、甲状旁腺、肾上腺、胰岛、性腺、松果体和胸腺；散在于组织器官中的内分泌细胞比较广泛，如消化道黏膜、心、肾、肺、皮肤、胎盘等部位均存在各种各样的内分泌细胞；此外，在中枢神经系统内，特别是下丘存在兼有内分泌功能的神经细胞。由内分泌腺或散在内分泌细胞所分泌的高效能的生物活性物质，经组织液或血液传递而发挥其调节作用，此种化学物质称为激素（hormone）。

随着人们对内分泌研究的进展，关于激素传递方式的认识逐步深入。大多数激素经血液运输至远距离的靶细胞而发挥作用，这种方式称为远距分泌（telecring）；某些激素可不经血液运输，仅由组织液扩散而作用于邻近细胞，这种方式称为旁分泌（paracrine）；如果内分泌细胞所分泌的激素在局部扩散而又返回作用于该内分泌细胞而发挥反馈作用，这种方式称为自分泌（autocrine）。另外，下丘脑有许多具有内分泌功能的神经细胞，这类细胞既能产生和传导神经冲动，又能合成和释放激素，故称神经内分泌细胞，它们产生的激素称为神经激素（neurohormone）。神经激素可沿神经细胞轴突借轴浆流动运送

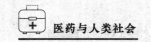

至末梢而释放，这种方式称为神经分泌（neurocrine）。

第二节　中医药基本理论概述

一、中医学基础

（一）阴阳学说

1. 阴阳学说的基本概念

阴阳是中国古代哲学范畴，是对自然界相互关联的某些事物和现象对立双方的概括。它代表了两个相互对立的事物，也代表了同一事物内部所存在的相互对立的两个方面。例如，昼为阳，夜为阴；就上午和下午而言，则上午为阳中之阳，下午为阳中之阴；就前半夜与后半夜而言，前半夜为阴中之阴，后半夜为阴中之阳。

2. 阴阳学说的基本内容

（1）阴阳的对立制约。阴阳学说认为，自然界一切事物或现象都存在着相互对立的两个方面。阴阳的相互对立表现在它们之间的相互制约和相互斗争，相互制约的过程也是相互斗争的过程，没有斗争就不能制约。正是由于阴阳的不断斗争，才能推动事物的发展和变化，并维持它们之间的动态平衡。

（2）阴阳的互根互用。阴阳既是相互对立的，又是相互依存的，任何一方都不能脱离另一方而单独存在。如《素问·阴阳应象大论》说："阴在内，阳之守也；阳在外，阴之使也"，很好地说明了阴阳的相互依存关系。如果阴阳双方失去了相互依存的条件，即所谓"孤阴不生，独阳不长"。"阴阳互根互用"，既是阴阳消长的基本条件，同时也是阴阳转换的内在根据。

（3）阴阳的消长平衡。阴阳消长指阴阳的运动形式或量的变化。阴阳之间对立制约、互根互用，并不是处于静止和不变的状态，而是处于"阳消阴长"或"阴消阳长"的不断运动变化之中，故说"消长平衡"。以四季的气候变化为例，从冬至春及夏，气候从寒冷逐渐转暖变热，即是"阴消阳长"的过程；由夏至秋及冬，气候由炎热逐渐转凉变寒，即是"阳消阴长"的过程。这就是自然界阴阳相互消长制约的结果。

（4）阴阳的相互转化。阴阳转化是指事物的阴阳对立的双方在一定条件下向其相反的方向转化。如《素问·阴阳应象大论》说："重阴必阳，重阳必阴"，"寒极生热，热极生寒"，这里的"重"和"极"就是促进转化的条件。在疾病的发展过程中，由阳转阴、由阴转阳的变化，是常常可以见到的。如高热的病人，突然体温下降，面色苍白，四肢厥冷，脉微欲绝，这是由阳证转化为阴证；肢冷、腹痛、腹泻等的病人，治疗后发生烦躁、口渴等，这是由阴证转化为阳证。

3. 阴阳学说在中医学中的运用

阴阳学说贯穿于中医理论体系的各个方面，用来说明人体的组织结构、生理功能、病理变化，并指导临床诊断和治疗。

（1）说明人体的组织机构　阴阳学说在阐释人体的组织结构时，认为人体是一个有机整体，是一个极为复杂的阴阳对立统一体，人体内部充满着阴阳对立统一的现象。人的一切组织结构，既是有机联系的，又可以划分为相互对立的阴、阳两部分。所以说："人生有形，不离阴阳"（《素问·宝命全形论》）。

（2）说明人体的生理功能　阴阳学说分析人体健康和疾病的矛盾，提出了维持人体阴阳平衡的理论。如以功能和物质相对而言，功能属阳，物质属阴，正由于功能和物质的对立制约、互根互用、消长平衡，从而维持了人体生命活动的正常进行。所以说，"阴平阳秘，精神乃治"。

（3）说明人体的病理变化　阴阳学说解释人体的病理变化，认为疾病的发生及病理过程，是由于某种原因使阴阳失去相对的协调平衡而出现的偏盛或偏衰的结果。疾病的发生过程多为邪正的过程，其结果则引起机体的阴阳某一方面的偏盛或偏衰。主要包括以下几个方面：

① 阴阳偏盛　指阴或阳任何一方明显高于正常水平的病变，是阴偏盛导致阳虚，阳偏盛导致阴虚的病理变化的统称。阴邪以寒、静、湿为特点，侵犯人体，致阴偏盛，即"阴胜则寒""阴胜则阳病"；阳邪以热、动、燥为特点，侵犯人体，致阳偏盛，即"阳胜则热""阳胜则阴病"。

② 阴阳偏衰　指阴或阳任何一方明显低于正常水平的病变。阳虚不能制阴而出现的阳虚阴盛的虚寒证（体温偏低，畏寒喜暖，大便稀溏）；阴液亏损不能制阳而出现的阴虚阳亢的虚热证（低热，手足心热，盗汗），即《内经》所说："阳虚则外寒，阴虚则内热"。

③ 阴阳俱虚　指阴阳双方是互根互用的，机体阴或阳的任何一方虚损到一定程度时必然导致另一方的不足。所谓"重寒则热，重热则寒""重阴必阳，重阳必阴"。

综上所述，尽管疾病的病理变化复杂多样，但均可用"阴阳失调"概括说明。一般来说，外感邪盛，多使机体阴阳一方面偏亢，另一方面受到损伤；内伤体衰，多导致机体阴阳一方面不足，而另一方面相对地偏亢。

4. 用于疾病的诊断

阴阳学说用于疾病的诊断，认为疾病的发生、发展变化的根本原因是阴阳偏盛或偏衰。在临床辨证中，首先要分清阴阳才能掌握疾病的本质，故《内经》说："善诊者，察色按脉，先别阴阳"。如脉诊中，浮、数、洪等属阳，沉、迟、细等属阴；望诊中，以色泽分阴阳，鲜明者属阳，晦暗者属阴。

5. 用于疾病的治疗

由于疾病发生、发展的根本原因是阴阳失调，因此，调整阴阳，补偏救弊，促使阴平阳秘，恢复阴阳相对平衡，是治疗疾病的基本原则。阴阳学说用以指导疾病的治疗，一是确定治疗原则，二是归纳药物的性能。

（二）五行学说

1. 基本概念

五行学说是中国古代一种朴素的唯物主义哲学思想，属元素论的宇宙观，是一种朴素的普通系统论。五行是指木、火、土、金、水五种物质相互滋生、相互制约的关系，且处于不断运动变化之中。中医学的五行学说着重用五行互藏理论说明自然界多维、多层次无限可分的物质结构和属性，以及脏腑的相互关系，特别是人体五脏之中各兼五脏，即五脏互藏规律，揭示机体内部与外界环境的动态平衡的调节机制，阐明健康与疾病、疾病的诊断和防治的规律。

2. 基本内容

（1）五行的特性　　五行的特性，是古人在长期生活和生产实践中，对木、火、土、金、水五种物质的朴素认识基础之上，进行抽象而逐渐形成的理论概念。

①　木的特性："木曰曲直"。曲，屈也；直，伸也。曲直，即能曲能伸之义。木具有生长、能曲能伸、升发的特性。木代表生发力量的性能，标示宇宙万物具有生生不息的功能。故凡具有这类特性的事物或现象，都可归属于"木"。

②　火的特性："火曰炎上"。炎，热也；上，向上。火具有发热、温暖、向上的特性。火代表生发力量的升华，光辉而热力的性能。故凡具有温热、升腾、茂盛性能的事物或现象，均可归属于"火"。

③　土的特性："土爱稼穑"。春种曰稼，秋收曰穑，指农作物的播种和收获。土具有载物、生化的特性，故称土载四行，为万物之母。土具生生之义，为世界万物和人类生存之本，"四象五行皆藉土"。故凡具有生化、承载、受纳性能的事物或现象，皆归属于"土"。

④　金的特性："金曰从革"。从，顺从、服从；革，革除、改革、变革。金具有能柔能刚、变革、肃杀的特性。金代表固体的性能，凡物生长之后，必会达到凝固状态，用金以示其坚固性，引申为肃杀、潜能、收敛、清洁之意。故凡具有这类性能的事物或现象，均可归属于"金"。

⑤　水的特性："水曰润下"。润，湿润；下，向下。水代表冻结含藏之意，水具有滋润、就下、闭藏的特性。故凡具有寒凉、滋润、就下、闭藏性能的事物或现象，都可归属于"水"。

（2）事物属性的五行分类　　五行学说以天人相应为指导思想，以五行为中心，以空间结构的五方、时间结构的五季、人体结构的五脏为基本框架，将自然界的各种事物和现象，以及人体的生理病理现象，按其属性进行归纳（表2-1）。

表 2-1　事物属性的五行归类

五行	木	火	土	金	水
五味	酸	苦	甘	辛	咸
五色	青	赤	黄	白	黑
五化	生	长	化	收	藏
五气	风	暑	湿	燥	寒
五方	东	南	中	西	北
五季	春	夏	长夏	秋	冬
脏	肝	心	脾	肺	肾
腑	胆	小肠	胃	大肠	膀胱
五官	目	舌	口	鼻	耳
形体	筋	脉	肉	皮毛	骨
情志	怒	喜	思	悲	恐

（3）五行的生克乘伍　五行学说主要是以五行相生相克来说明事物之间的相互关系，即五行之间不是孤立的、静止的，而是密切联系与运动变化的。

① 五行的正常调节机制

a. 相生规律　相生即递相滋生、助长、促进之意。五行之间互相滋生和促进的关系称作五行相生。五行相生的次序是：木生火，火生土，土生金，金生水，水生木。

b. 相克规律　相克即相互制约、克制、抑制之意。五行之间相互制约的关系称之为五行相克。五行相克的次序是：木克土，土克水，水克火，火克金，金克木。

c. 制化规律　五行中的制化关系，是五行生克关系的结合。对于任何一行都存在着生我、我生和克我、我克四方面的联系（图 2-1）。

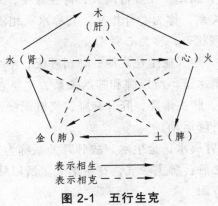

表示相生 ——————→
表示相克 - - - - - →

图 2-1　五行生克

② 五行的异常调节机制

a. 子母相及　指五行生克制化遭到破坏后所出现的不正常的相生现象，如木行，影响到火行，叫作母及于子；影响到水行，则叫作子及于母。

b. 相乘相侮　是在某一行有余或不及的情况下发生的异常相克现象，与相克次序一致的过强克制为相乘，与相克次序相反的克制现象为相侮。

3. 五行学说在中医学中的应用

五行学说在中医学领域中的应用，主要是运用五行的特性来分析和归纳人体的形体结构及其功能，以及外界环境各种要素的五行属性，加强了中医学关于人体以及人与外界环境是一个统一整体的论证，使中医学所采用的整体系统方法进一步系统化。

（三）脏　腑

1. 脏腑的概念

脏腑是人体五脏（心、肺、脾、肝、肾）、六腑（胆、胃、大肠、小肠、膀胱、三焦）和奇恒之腑（脑、髓、骨、脉、胆、女子胞）的总称。

2. 脏腑之间的关系

（1）脏与脏之间的关系

① 心与肺　心肺同居上焦。心肺在上，心主血，肺主气；心主行血，肺主呼吸。这就决定了心与肺之间的关系，实际上就是气和血的关系。因此，在病理上，肺的宣肃功能失调，可影响心主行血的功能，而致血液运行失常。反之，心的功能失调，导致血行异常时，也会影响肺的宣发和肃降，从而出现心肺亏虚、气虚血瘀之候等。

② 心与脾　心主血而行血，脾主生血又统血，所以心与脾的关系，主要是主血与生血、行血与统血的关系。

③ 心与肝　心主血，肝藏血；心主神志，肝主疏泄，调节精神情志。所以，心与肝的关系，主要是主血和藏血，主神志与调节精神情志之间的相互关系。

④ 心与肾　心居胸中，属阳，在五行属火；肾在腹中，属阴，在五行属水。心肾之间相互依存、相互制约的关系，称为心肾相交，又称水火相济、坎离交济。心肾的这种关系若遭到破坏，形成病理状态，称为心肾不交。

⑤ 肺与脾　脾主运化，为气血生化之源；肺司呼吸，主一身之气。脾主运化，为胃行其津液；肺主行水，通调水道，所以脾和肺的关系，主要表现在气和水之间的关系。

⑥ 肺与肝　肝主升发，肺主肃降，肝升肺降，气机调畅，气血流行，脏腑安和，所以二者关系到人体的气机升降运动。

⑦ 肺与肾　肺属金，肾属水，金生水，故肺肾关系称为金水相生，又名肺肾相生。肺为水上之源，肾为主水之脏；肺主呼气，肾主纳气。所以肺与肾的关系，主要表现在水液代谢和呼吸运动两个方面。

⑧ 肝与脾　肝主疏泄，脾主运化；肝藏血，脾生血统血。因此，肝与脾的关系主要表现为疏泄与运化、藏血与统血之间的相互关系。

⑨ 肝与肾　肝藏血，肾藏精；肝主疏泄，肾主闭藏。肝肾之间的关系称为肝肾同源，

又称乙癸同源。因肝肾之间，阴液互相滋养，精血相生。

⑩ 脾与肾 脾为后天之本，肾为先天之本，脾与肾的关系是后天与先天的关系，后天与先天是相互资助、相互促进的。

（2）脏与腑之间的关系

① 心与小肠 心为脏，故属阴，小肠为腑，故属阳。两者在五行都属火。心居胸中，小肠居腹，两者相距甚远，但由于手少阴心经属心络小肠，手太阳小肠经属小肠络心，心与小肠通过经脉的相互络属构成脏腑表里关系。

② 肺与大肠 肺为脏，属阴，大肠属腑，属阳。两者相距甚远，但由于手太阴肺经属肺络大肠，手阳明女肠经属大肠络肺，通过经脉的相互络属，构成脏腑表里关系，因此二者在生理病理上有密切关系。

③ 脾与胃 脾与胃在五行属土，位居中焦，以膜相连，经络互相联络而构成脏腑表里配合关系。脾胃为后天之本，在饮食的受纳、消化、吸收和分布的生理过程中起主要作用。脾与胃之间的关系，具体表现在纳与运、升与降、燥与湿几个方面。

④ 肝与胆 肝位于右胁，胆附于肝叶之间。肝与胆在五行均属木，经脉又互相络属，构成脏腑表里肝与胆在生理上的关系，主要表现在消化功能和精神情志活动方面。

⑤ 肾与膀胱 肾为水脏，膀胱为水腑，在五行同属水。两者密切相连，又有经络互相络属，构成脏腑表里相合的关系。

（3）腑与腑之间的关系 传导化合物是六腑的主要生理功能。六腑在不断完成其受纳、消化、传导和排泄功能时，宜通不宜滞，古人即有"六腑以通为用""腑病以通为补"的说法。六腑在病理上也是相互影响的，如胃有实热，耗灼津液，可使大肠津亏，大便燥结；肠燥便秘，也影响胃的和降；脾胃湿热熏蒸肝胆出现黄疸等。

（四）经 络

1. 十二经脉与奇经八脉

（1）十二经脉

十二经脉对称地分布于人体的两侧，每一经脉的名称包括手或足、阴或阳、脏或腑三部分（表2-2）。

表2-2 十二经脉名称分类

	阴经（属脏）	阳经（属腑）	循行部位（阴经行于内侧，阳经行于外侧）	
手	太阴肺经	阳明大肠经	上肢	前缘
	厥阴心包经	少阳三焦经		中线
	少阴心经	太阳小肠经		后缘
足	太阴脾经	阳明胃经	下肢	前缘
	厥阴肝经	少阳胆经		中线
	少阴肾经	太阳膀胱经		后缘

（2）奇经八脉

奇经八脉是督脉、任脉、冲脉、带脉、阴维脉、阳维脉、阴跷脉、阳跷脉的总称。奇经八脉交错地循行分布于十二经之间。其作用主要体现在两方面：其一，沟通了十二经脉之间的联系，奇经八脉将部位相近、功能相似的经脉联系起来，达到统摄有关经脉气血、协调阴阳的作用。例如，督脉与六阳经有联系，称为"阳脉之海"，具有调节全身阳经经气的作用；任脉与六阴经有联系，称为"阴脉之海"，具有调节全身诸阴经经气的作用；冲脉与任、督脉，足阳明、足少阴等经有联系，故有"十二经之海""血海"之称，具有涵蓄十二经气血的作用；带脉约束联系了纵行躯干部的诸条足经；阴、阳维脉联系阴经与阳经，分别主管一身之表里；阴、阳跷脉主持阳动阴静，共司下肢运动与寤寐。其二，奇经八脉对十二经气血有蓄积和渗灌的调节作用，当十二经脉及脏腑气血旺盛时，奇经八脉能加以蓄积，当人体功能活动需要时，奇经八脉又能渗灌供应。

2. 经络的生理功能与应用

（1）经络的生理功能

① 沟通内外，联系肢体　经络具有联络脏腑和肢体的作用。如《灵枢·海论》篇说："夫十二经脉者，内属于脏腑外络于肢节"，指出了经络能沟通表里、联络上下，将人体各部的组织器官联结成一个有机的整体。

② 运行气血，营养周身　经络具有运行气血，濡养周身的作用。《灵枢·本脏》篇说："经脉者，所以行气血而营阴阳，濡筋骨，利关节者也"，由于经络能输送营养到周身，因而保证了全身各器官正常的功能活动，所以经络的运行气血，能保证全身各组织器官的营养供给，为各组织器官的功能活动提供必要的物质基础。

③ 抗御外邪，保卫机体　由于经络能行气血则营阴阳，使卫气密布于皮肤之中，加强皮部的保护作用，故"六淫之邪不易侵袭"。

（2）经络的应用

① 病理反应

a. 反应病候　经络在人体分布较规律，当内脏出现疾病时，在相应的经脉循环部位将出现各种不同的症状和体征，例如，心火上炎可致口舌生疮；肝火升腾可致耳目肿赤；肾气亏虚可使两耳失聪。

b. 传注病邪　在正虚邪盛时，经络又是病邪传注的途径。经脉出现疾病可传入内脏，如《素问·缪刺论》说"夫邪之各于形也，必先舍于皮毛，留而不去，入舍于孙脉，留而不去，入舍于络脉，留而不去，入舍于经脉，内连五脏，散于肠胃"。反之，内脏出现疾病亦可累及经脉，如《素问·藏气法时论》说："肝病者，两胁下痛引少腹"等。

② 诊断方面　由于经络循行有一定规律，并和一定脏腑属络，脏腑经络出现疾病可在一定部位反映出来，因此可以将疾病在各经脉所经过部位的表现，作为疾病诊断的依据。例如头痛病，可根据经脉在头部的循行分布规律加以辩证，若前额痛多与阳明经有关，两侧痛与少阳经有关，枕部痛与太阳经有关，巅顶痛则与足厥阴经有关。此外，还

可根据某些明显异常反应如压痛、结节、条索状等反应帮助诊断疾病，例如，临床上阑尾炎患者多在阑尾穴处有压痛感。

③ 治疗方面　经络学说广泛地应用于临床各学科的治疗，尤其是对针灸、按摩、药物等具有重要的指导意义。

针灸按摩治疗，是根据某经或某脏腑的病变，选取相关经脉上的腧穴进行治疗。例如，头痛即可根据其发病部位，选取有关腧穴进行针刺，若阳明头痛取阳明经，两肋痛取肝经腧穴。

在药物治疗上，常根据其归经理论，选取特定药物治疗某些特定疾病。例如，柴胡入少阳经，少阳头痛时常首选使用柴胡。

二、中药学基础

（一）中药的性能

1. 四　气

中医学认为，病证寒热是由于人体阴阳偏盛、偏衰而引起的。四气反映了药物影响人体阴阳盛衰、寒热变化，是说明药物作用性质的重要概念之一。药物的温热寒凉是从药物作用于机体的反应概括出来的，与治疗疾病的寒热性质相对应，故药性的确定是以用药反应为依据，病证寒热为基准。一般来讲，具有清热泻火、凉血解毒等作用的药物，性属寒凉；具有温里散寒、补火助阳、温经通络、回阳救逆等作用的药物，性属温热。

2. 五　味

确定"味"的主要依据是药物的滋味和作用。五味的意义是标示药物的真实滋味和提示药物作用的基本特征。五味的作用见表2-3。

表 2-3　中药五味的作用

五　味	作　用
辛	能散，能行，有发散、行气、行血的作用
甘	能补，能缓，有补缓、和中、调和药性、缓急止痛的作用
酸	能收，能涩，有收敛固涩作用
苦	能泄，能燥，广义通泄，有降泄、清泄、燥湿等作用
咸	能软，能下，有软坚散结和泻下作用

3. 升降沉浮

反映药物作用的趋向性，升浮属阳，沉降属阴。一般具有升阳发表、祛风散寒、涌吐、开窍等功效的药物，都能上行向外，药性都是升浮的；具有泻下、清热、利水、渗湿、重镇安神、潜阳息风、消导积滞、降逆止呕、收敛固涩、止咳平喘等功效的药物则能下行向内，药物都是沉降的。

4. 归 经

表示药物作用部位，归是作用的归属，经是脏腑经络的概称。归经是以脏腑经络理论为基础，以所治病证为依据而确定的。掌握归经，有助于提高用药的准确性，即"不知经脉而用药，其失也泛"。例如，羌活善治太阳经头痛，葛根、白芷善治阳明经头痛，柴胡善治少阳经头痛，吴茱萸善治厥阴经头痛，细辛善治少阴经头痛等，但用药时也不能拘泥于归经，应考虑脏腑经络间的关系，即"执经络而用药，其失也泥，反能致害"。

5. 有毒与无毒

毒性：指药物对机体的损害性。毒性反应与副作用不同，它对人体的危害性较大，甚至可危及生命，故毒性反应在临床用药时应当尽量避免。由于毒性反应的产生与药物储存、加工炮制、配伍、剂型、给药途径、用量、使用时间的长短以及病人的体质、年龄、证候性质等都有密切关系，因此，使用有毒药物时，应从上述各个环节进行控制。

（二）中药的配伍

配伍是指有目的地按病情需要和药性特点，有选择地将两味以上药物配合使用，其目的是全面兼顾治疗要求，制约药性，防止不良反应、毒性和副作用。中药的配伍关系见表2-4。

表 2-4　中药的配伍关系

单行	用单味药治病
相须	性能功效相似的药物配合应用，可以增强原有疗效
相使	某些共性的药物配伍使用，以一药为主，另一药为辅，且辅药能增强主药疗效
相畏	一种药的毒性反应或副作用能被另一种药物减轻或消除
相杀	一种药能减轻或消除另一种药的毒性或副作用
相恶	两药合用，一种药物能使另一种药物原有的功效降低，甚至消失
相反	两药合用，能产生或增强毒性反应或副作用

（三）用药禁忌

1. 配伍禁忌

（1）十八反　甘草反甘遂、大戟、海藻、芫花；乌头反贝母、瓜蒌、半夏、白蔹、白及；藜芦反人参、沙参、丹参、玄参、苦参、细辛、芍药。

（2）十九畏　硫黄畏朴硝；水银畏砒霜；狼毒畏密陀僧；巴豆畏牵牛；丁香畏郁金；川乌、草乌畏犀角；牙硝畏三棱；官桂畏石脂；人参畏五灵脂。

2. 妊娠用药禁忌

（1）禁用　属禁用的多是剧毒药，或药性作用峻猛之品，及堕胎作用较强的药。禁用药：水银、砒霜、雄黄、轻粉、斑蝥、马钱子、蟾蜍、川乌、草乌、藜芦，胆矾、瓜蒌、巴豆、甘遂、大戟、芫花、牵牛子、商陆、麝香、干漆、水蛭、牤虫、三棱、莪术等。

（2）慎用　属慎用药的主要是活血祛瘀药、行气药、攻下药、温里药中的部分药物。慎用药：牛膝、川芎、红花、桃仁、姜黄、牡丹皮、枳实、大黄、番泻叶、芦荟、芒硝、附子、肉桂等。

3. 服药时的饮食禁忌

（1）热性病应忌食辛辣、油腻、煎炸类食物。

（2）寒性病应忌食生冷。

（3）胸痹者应忌食肥肉、脂肪、动物内脏及烟、酒。

（4）肝阳上亢、头晕目眩，烦躁易怒等应忌食辣椒、大蒜、酒等辛热助阳之品。

（5）脾胃虚弱者应忌食油炸黏腻、寒冷固硬、不易消化的食物。

（6）疮疡、皮肤病患者应忌食鱼虾蟹等腥膻发物及辛辣刺激性食品。

第三节　西医药基本理论概述

一、药理学

药理学是研究药物与机体相互作用及其反应规律、作用机制的一门学科。药理学的研究任务在于阐明药物作用及作用机制，进而改善药物质量、提高药物疗效，为预防药物的不良反应以及改善临床用药提供依据。同时，药理学研究有助于药物新作用的发现、新活性化合物的发现，为探索细胞反应及病理过程提供依据。

药理学的研究是通过实验进行的。研究过程需要在严格控制的条件下，探索药物对机体或其组成部分的作用规律，并从规律中分析得到作用原理。药理学研究主要为基础药理学，其通过体外生物实验探索药物活性剂作用。为了将药物作用实际应用在临床诊治中，临床药理学在近年逐渐发展。其以临床病人为研究对象，将药理学理论转化为临床治疗和用药实践。

药理学是药学、基础医学与临床医学之间的沟通桥梁。通过药理学的理论指导，临床实践得到丰富，药学与医学相互促进。药物的实验研究和临床应用还需要遵守法律法规，按照有关指导原则设计、使用对人健康有保障的药物。

药理学研究的内容包括药物效应动力学和药物代谢动力学。前者主要研究药物对机体的作用，包括药物的作用和效应、作用机制及临床应用等；后者主要研究药物在机体的作用下所发生的变化及其规律，包括药物在体内的吸收、分布、代谢和排泄过程，特别是血药浓度随时间变化的规律、影响药物疗效的因素等。

研究药物代谢与药物动力学的内容需要综合多种学科，运用不同方法。近年来的新研究方法包括物理学、化学、生物学、电子计算机等学科的新技术综合运用，同时开发出了准确、灵敏、快速的代谢产物浓度测定方法。新研究方法还包括细胞培养、微生物转化、组织培养、基因工程酶表达等体外代谢模型以及 LC/MS、LC/MS/MS、LC/NMR、放射标记示踪技术等结合型代谢及代谢产物结构的鉴定方法。

药理学按研究方向可分为以下几类：

1. 遗传药理学与药物基因组学的研究

遗传药理学研究的内容主要为遗传因素对药物反应的作用。一般情况下，药物在不同个体中的作用与代谢存在差异，导致这种差异的原因可能为遗传物质不同。

药物基因组学是指用基因组信息和基因组学研究方法，系统地进行脱氧核糖核酸（DNA）遗传变异分析、基因表达谱观察，进而阐明药物在不同个体间的反应差异与遗传物质的具体关系，探索基因特性对药物作用影响和基因变异引起的药物在不同个体中的差异，为新药物的开发提供充足的依据。

2. 多药耐药（MDR）的研究

多药耐药是指当机体对一种药物产生耐药性后，对其他结构或作用机制不同的药物也能产生耐药性的现象。机体对药物产生耐药性的机制可能包括以下几点：第一，细胞转运蛋白活化，细胞膜通透性改变，促进药物排出细胞；第二，细胞产生灭活酶，使药物在细胞内水解，降低药物的生物活性；第三，细胞靶位结构改变或增强靶位结构的修复，降低药物与靶点的结合；第四，抑制细胞凋亡。

易引起典型多药耐药的药物一般是天然产物中的杂环化疗药物，主要包括鬼臼霉素类、生物碱类（长春碱）、抗癌抗生素（阿霉素）、紫杉醇，以及烷化剂丝裂霉素等。

3. 药物相互作用的研究

药物相互作用是指在服用某种药物的同时或服用某种药物后，服用其他药物导致的药物作用时间、作用强度等可量化的变化。作用结果可分为提高药效、无作用、产生毒副作用三种。临床中常使用多种药物的复方制剂，或多种不同药物联合使用，单一药物的应用较少。因此，不同药物间的化学反应及药理毒理的相互影响显得至关重要。

药物相互作用包括药动学相互作用和药效学相互作用两大类。无关、协同、相加和拮抗四种作用组成药效学相互作用。吸收、分布、代谢、排泄四个阶段组成药动学的相互作用，其中又以代谢阶段最易发生相互作用，大约占药动学全部相互作用的 40%，具有非常重要的临床意义。

药物相互作用涉及十分广泛，包括药物与药物之间作用、药物与机体之间作用以及药效学、药动学等多个方面，同时还包括系统、器官、组织、细胞、分子机制。药物间作用的体内规律和个体差异尚不明确，需进一步研究。由于体内研究困难，研究过程可以通过体外系统进行。

4. 药动学、药效学（PK/PD）结合的研究

药物药理、毒理的研究已广泛使用药动学、药效学结合的研究方法。目前研究内容具体包括体内酶对药物的作用、代谢转化及转运、前体药与原药的比较以及其他个体差

异性因素（性别、年龄、民族等）。药动学、药效学的研究模型可以从个体层面优化抗肿瘤药、抗菌药的使用剂量，从而解决药物在不同个体间的差异。合理的药动学、药效学模型对优化临床药物使用、筛选活性化合物和制剂、新药研发具有不可替代的作用。

二、药物化学

药物化学是对药物结构、药物活性进行研究的一门学科。该学科结合了化学和生物学，研究内容包括药物化学结构与物理化学性质的关系、药物的化学结构和活性间的关系（即构效关系），阐明药物与受体的相互作用，鉴定药物在体内吸收、转运、分布的情况及代谢产物，通过药物分子设计或对先导化合物的化学修饰获得新化学实体创制新药。药物化学学科由来已久，作为一门经典科学，其具有坚实的发展基础，同时积累了十分丰富的内容，为人类的健康做出了重要的贡献。

每种不同药物的理化性质、结构、构效关系和体内转运都不同，在此不做细述。本小节重点讲述药物化学对新药设计开发的指导原理。设计研究一种新药，首先需要发现具有生物活性的先导化合物，再对先导物进行结构修饰和优化，得到全新的改造产物，提高体内药物活性，减少毒副反应。因此，新药的药物化学研究往往分为两个步骤：① 先导化合物的发现；② 先导化合物结构的优化和改造。

（一）先导化合物的发现

先导化合物的发现是创新药物研究的基础，只有先获得具有生物活性的先导化合物，才能进行结构改造得到新药。目前，药物学家已经获得了多种先导化合物的发现途径，包括从天然资源得到先导化合物、以现有药物作为先导化合物、活性内源性物质作为先导化合物以及用组合化学和高通量筛选得到先导化合物。

1. 从天然产物中发现先导化合物

天然资源中的化合物成分丰富，对其进行提取、分离、纯化是得到先导化合物最有效的途径之一。对天然产物中先导化合物的研究又可以分为两个方面：一是提取分离和成分研究；二是化合物活性判断。二者技术交叉较少，且理论具有独立性，因此在实际工作中通常独立完成。然而二者相互依赖、不可分割，只有结合起来才能发挥作用，得到有效的先导化合物，如活性追踪指导天然产物活性分子的分离纯化。

传统的化合物提取分离方法包括溶剂浸提法、分馏法、吸附法、沉淀及盐析法、升华法、结晶和重结晶、膜分离方法、水蒸气蒸馏法等。近年来新的分离技术日趋成熟，主要运用的有超声提取、分子蒸馏、酶解技术、毛细管电泳、萃取技术、色谱技术等。通过提取分离天然产物得到较纯净的成分后，进一步以药理学方法进行细胞、动物实验，研究和评价化合物活性的高低。当化合物具有高活性时，可以作为先导化合物。抗疟药青蒿素就是以现代天然药物化学方式得到的活性倍半萜过氧化物。

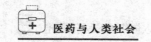

2. 以现有药物作为先导化合物

现有的药物中，有些可以进一步优化得到新药。这些药物的选择可以分为以下几种方式。

（1）由药物副作用发现先导化合物　因药物的选择性问题，部分药物在治疗疾病的同时会产生其他生理活性，这类活性即为毒副作用。当一种药物经修饰使其治疗效果被屏蔽，而毒副作用被放大时，毒副作用就成为主要活性，修饰后的药物即成为新药。因此，通过毒副作用可以发现先导化合物。降糖药磺酰脲就是通过磺胺类药物降血糖的副作用而改造发现的。

（2）通过药物代谢研究得到先导化合物　药物在体内通过代谢而发挥作用。部分药物经代谢失活或成为毒性物质，部分药物代谢后活化。因此，我们需要选择代谢后有治疗活性的化合物进行研究。这类药物经改造而成为高活性优秀药物的可能性较大。例如，用于类风湿性关节炎、风湿性关节炎及痛风的药物保泰松经体内代谢研究，得到活性更好的羟基保泰松；丙米嗪通过这种方法改造得到抗抑郁效果更好的去甲丙米嗪。

（3）以现有突破性药物作先导　一些药物在治疗和市场上取得了较大的突破和成功，这类叫原型药物。部分科研单位和医药公司仿照这类药物的化学结构，找出的具有近似甚至更好疗效的药物即为 me-too 药。开发这类药旨在避开突破性药物的产权保护。

3. 活性内源性物质作为先导化合物

通过现代医学对人的生理病理做出细致研究，在此基础上可以针对已知生理活动的有关受体或者酶设计。这样的方式叫作合理药物设计。通过此方法，我们得到了内源性受体激动、抑制剂和内源性神经递质等多种药物。

4. 组合化学和高通量筛选得到先导化合物

随着科学技术进步，筛选技术和方法也发生了根本性的改变。近年来，药学工作者在筛选模型方面的技术水平越来越高，分子水平的药物筛选模型也随之进入人们的视野。高通量筛选技术开始被广泛应用于药学研究，极大促进了先导化合物寻找和发现的水平。当然，这一筛选技术的进步，也极大提升了人们对化学供试品的需求。据调查，供试化学样品的需求量已呈现数量级地增长，促进了高通量有机合成技术的发展。而组合化学则通过机器代替人，实现了自动化合成。组合化学采用的合成方法为混-分法，理论上一台自动合成仪几天内可以合成上百万个化合物。

按照化合物库来源的不同，筛选可以分为以下四个方面：① 通过大范围、多品种的随机筛选发现先导化合物；② 通过主题库的筛选发现先导化合物；③ 基于已有知识进行的集中筛选发现先导化合物；④ 运用虚拟合成和虚拟筛选发现先导化合物。

（二）先导化合物的结构优化

1. 生物电子等排体设计新药

生物电子等排原理是指用其他基团替换分子内部的基团，用于替换的基团需要在外层电子总数或电子分布、形状、构象、体积、脂水分配系数中的某一个或多个方面与药物分子的基团近似。取代后的药物在氢键形成能力、化学反应性（包括代谢相似性）等多个重要参数上均与原药物近似，但药物效果优于、近于或拮抗原来药物。

利用生物电子等排体原理进行药物改造具有诸多优点，包括风险小、成功率高、投资较少等，非常符合现代化合物改造以及新药研发的道路，也是最有实用价值的方式。生物电子等排体改造在新药研究中占有重要地位。利用该原理，药物研发已取得很大成效。

电子等排体研究可分为经典和非经典电子等排体设计。按照氢化物取代的数量规律，经典的生物电子等排体可分为：一价、二价、三价、四价以及环内等价等五种类型。在药效方面，应用经典的电子等排体设计出的新药可能与原药具有较大差别。改造后的新药往往保留、加强、减弱药效，有时也会产生拮抗作用。但当原子替换为元素周期表中同一主族原子时，通常药理作用相同，仅药效强度不同。

非经典的电子等排体既包括经典生物电子等排体以外具有相似或相拮抗生理作用的生物电子等排，又包括空间效应、电子效应和疏水性等重要参数相近，同时具有相似或相拮抗生理作用的生物电子等排体。因此这类等排体涉及的范围十分广泛。其研究方法包括基团反转等排体的新药设计、pK_a值近似的电子等排体的新药设计等。

2. 前药原理设计新药

有些药物在临床使用中虽然具备生物活性，但由于首过效应、水溶性、渗透性、系统前代谢以及外排转运器的外排等因素，其生物利用度可能非常有限，诸如作用时间短、化学键不稳定等因素均使其生物利用度下降。前药原理是对这些药物进行结构修饰，修饰后的药物在体外无活性，进入体内后代谢为原药产生药效。修饰后的新药即为前药。前药设计的主要目的是提高药物的生物利用度。与原药相比，前药既减少了原药的缺点，又保持甚至增强了原药的生物活性。在药物类型上，前药属于结构已知，而疗效近于或优于现有同类药物的创新药物。

同其他新药设计原理一样，在设计合理的前药分子时，要先研究清楚前体药物可能导致的药物功效、毒性和组织分布的改变。为此，设计前药分子结构时要着重考虑以下几个方面：① 哪些官能团可以进行修饰改造；② 引入的修饰基团应该是安全的，在体内能被快速清除，同时需结合实际病情、用药剂量及疗程；③ 应该充分了解原药和前药的吸收、分布、代谢、排泄等药物代谢动力学特征；④ 分解副产物可能会导致的原药物理、化学性质及稳定性的改变，以及新生未知的分解副产物；⑤ 羟基、羧基、氨基、羰基、磷酸盐/磷酸酯等基团是前药设计中常用的官能团。

3. 软药原理设计新药

软药是具有生物活性的药物，在体内产生预期药理作用后，经过一步代谢，转化为无毒或无药理活性的物质。软药代谢过程可预料和可控，代谢物不在体内蓄积产生继发的毒副反应。软药设计与前药是不同的。前药不具有体内活性，经体内酶促活化后，前药转变为原药才发挥药理作用，之后再经过一系列反应代谢排出体外；而软药具有生物活性，发挥药理作用后仅需一步即代谢分解，且该过程可控。

利用软药设计药物是为了减少体内代谢过程，从而缩短药物在体内停留的时间，避免高毒性反应中间体的形成和积累，减少药物的毒副反应，分离活性和毒性。软药设计有效提高了药物治疗指数，增加了临床用药安全性，目前已成为药物研制的重要方向之一。

通过研究代谢酶与药物分子结合的规律、掌握药物在体内的代谢过程可以充分了解药物，继而对先导化合物进行修饰改造得到软药。软药的设计方式包括以下五类：① 软类似物的设计；② 活化的软化合物的设计；③ 活性代谢物的设计；④ 通过控制释放内源性物质设计软药；⑤ 利用无活性代谢物的设计。

三、药剂学

（一）概　述

药物剂型是指根据临床需要，将药物加工成的各种便于贮藏、使用的形式。剂型能有效改变药物的代谢吸收，提高药物的治疗效果。不同剂型的制备技术、使用方法和适用范围是不同的。当一种活性化合物改变给药剂型时，药物多种属性会发生变化，包括辅料物质结构、药物的释放机理和方式、药物释放速度、药物承载形式以及给药方式。因此，血药浓度与时间之间的关系和规律会发生明显改变，包括起效时间、药物峰浓度、达到峰浓度的时间等。药物的作用性质可能也会发生变化。如口服药物的化学活性成分经过肝脏首过效应，会有大部分损失；外用膏剂需要有效成分通过皮肤进入组织，也会有部分损失；而栓剂、注射剂以及舌下给药等方式能有效避免首过效应，使药物直接进入血液循环，提高生物利用度和吸收速率。

药物制剂选择取决于药物的物理化学性质、治疗目的和对人体的安全、有效、准确、稳定性等多种因素。从化学性质考虑，水、甘油、乙醇等是常用的注射溶媒，但部分抗菌药物不溶于这些溶剂，故不能做成注射剂，只能以口服片剂的形式发挥作用。再如，胰岛素作为一种蛋白质，会被胃肠道中的胃蛋白酶水解失活，因此必须做成注射剂。从疾病症状和治疗目的考虑，治疗导泻、利胆时，硫酸镁需制成口服制剂，而用于镇静、降压时需要注射剂；从用药安全性考虑，消炎痛片剂所需活性成分量大，体内毒副作用明显，故需以胶囊剂入药，减少肠胃刺激。

（二）制剂类型

药物剂型发展至今经历了 4 个阶段，包括第一代剂型：丸剂、片剂、胶囊和注射剂；第二代、前体药和缓释剂；第三代：速度控制释药剂型；第四代剂型：方向性给药系统。早期使用的第一、第二代药物剂型已经发展完善，具有完备的理论体系，而三、四代药物剂型则是近 30 年才发展起来的药物新剂型。现对各剂型做具体说明。

注射剂是指用于注入人体的无菌药物溶液、乳浊液、混悬液以及供临用前配成溶液或混悬液的药物无菌粉末或浓溶液。注射剂是临床中应用最广泛的剂型。无论注射剂的存储方式是溶液还是粉末,临床使用时均配置成浓度合适的注射液注入人体组织或血液。注射剂通常吸收迅速、起效快,且其耐贮存,存放时间持久;注射剂的缺点在于使用不便、制备复杂。

片剂是药物与辅料均匀混合后压制而成的片状或异形片状的固体制剂。最常用的片剂是普通的口服片,其他片剂包括含片、舌下片、口腔贴片、咀嚼片、分散片等。片剂具有质量稳定、携带方便、制备简单的优点;缺点在于溶出速度较慢,儿童及昏迷病人不易吞服。

胶囊剂是指将药物填装于空心胶囊中或密封于弹性软质胶囊中而制成的固体制剂。胶囊壳的材料通常为明胶、甘油等。药物装于空心胶囊称为硬胶囊;药物密封于弹性软质胶囊称为软胶囊。胶囊剂的优点在于掩盖药物不良气味、提高药物的稳定以及生物利用度、控制药物的释放位置和释放时间。

颗粒剂是将药物与适宜的辅料配合而制成的颗粒状制剂,一般可分为可溶性颗粒剂、混悬型颗粒剂和泡腾性颗粒剂。颗粒剂易溶化,可直接口服或开水冲服。其吸收快、显效迅速、使用方便、易于携带。

栓剂是指将药物与适宜基质混合,制成的具有一定形状、用于人体腔道内给药的固体制剂。栓剂进入体内后融化或溶于分泌液,继而释放药物,产生药效。栓剂适用于昏迷、呕吐病人及儿童。

软膏剂指药物与适宜基质均匀混合制成的具有一定稠度的半固体外用制剂。软膏剂中的药物通过皮肤进入人体,产生疗效。部分软膏剂还能起到全身性的治疗效果。

气雾剂是指含药溶液、乳液或混悬液与适宜的抛射剂共同装封于具有特制阀门系统的耐压容器中制成的剂型。使用气雾剂时借助抛射剂的压力将药物呈雾状物喷出,用于空间消毒,肺部吸入,直接喷至腔道黏膜、皮肤的制剂。气雾剂能直接作用在治疗部位,对呼吸系统疾病具有不可替代的优势。气雾剂具有可保持清洁、给药准确的特点。

缓释、控释系统不是一种剂型,而是各剂型中采取的药物释放方式。缓释控释系统一般采用胶囊剂、片剂和混悬剂给药。控释机制和释药模式包括膜控释型、胃内滞留型、渗透泵片、骨架型、水凝胶型等。控释药的优点在于药物释放速度可控,减少或避免了血药浓度下降形成"峰谷",增加血药浓度的稳定性,从而增强疗效、减少毒副反应、减少用药次数、提高依从性。

现在,研究及临床中使用的靶向制剂大多以单克隆抗体为向导,微球、微乳、脂质体、脂肪乳为载体。靶向制剂能够选择性地作用于疾病发生部位,提高药物有效浓度,从而提高疗效,降低药物副反应。

(三)药用辅料

药物制剂是由生物活性物质与辅料共同组成的,辅料赋予药物一定剂型。辅料不同的同一药物可能具有不同的生物利用度、起效速度、持续时间等性质。药物的给药途径也随辅料的变化而改变。因此,无论药物选择何种剂型,都少不了各种辅料对其进一步完善。

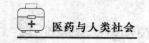

1. 辅料的性质

辅料在制剂剂型和生产中起着不可或缺的作用，其具备如下特性：

（1）药物辅料帮助制剂定形　例如，片剂为了形成固定且稳定的形状会加入黏合剂和稀释剂，软膏剂、栓剂等制剂为了定型会加入基质。

（2）辅料利于制备过程的进行　例如，为了方便液体制剂中的化合物分散于溶剂体系会加入助溶剂、助悬剂、乳化剂，为了改善药物的物理性质、便于制备会加入助流剂、润滑剂。

（3）稳定剂可以大幅提高药物稳定性，包括化学稳定剂、物理稳定剂、生物稳定剂等，常用的有物理稳定剂中的助悬剂、乳化剂以及生物稳定剂中的防腐剂。

（4）辅料能够帮助速释、缓释、肠溶性、靶向、热敏性、生物黏附等多种目的实现。

2. 药用辅料的选择

药物需要兼具安全、稳定、有效等性质，因此在选择药用辅料时需要从多方面考虑以符合药物要求。辅料选择主要包括以下几点：

（1）无反应活性　辅料通常为惰性物质，不具备与活性物质反应的基团，从而保持药物物理、化学、生物等性质的稳定，保证药物的疗效和质量。

（2）具有合理的性质　辅料在稳定性、配伍禁忌、性能、功能、质量规格等方面需达到使用要求。一方面，辅料不能直接与活性化合物反应；另一方面，辅料的吸湿性、流动性、溶解性、黏度、对药物的相容性等均不能对活性物质造成不良作用。

（3）符合药物的性质　为了实现以上两点要求，必须了解药物的自身的性质，包括物理、化学、生物等性质。

（4）依据药物制备工艺　不同的生产工艺需选择不同的药物辅料。

（5）符合药物的剂量　根据药物的剂量来配比辅料。辅料过多会降低药物在体内的代谢速度，降低药效；辅料过少则不足以制备成完整剂型，使药物不稳定。用量需满足稳定、方便、成型、有效的最低用量原则。

（6）结合给药的剂型　片剂、胶囊、颗粒剂等不同剂型具有不同的作用，辅料选择时需根据剂型要求和对应作用来制备药物。

（四）药剂学现状

药物剂型的研发所需周期短，成本低，是新药研发领域中发展最快的部分。其发展主要通过两方面促进：一是更加现代化的治疗观念促进新剂型的研究；二是制药企业为了抢占市场获取利益、减少专利到期造成的损失、延长药物在市场中的寿命而研发新制剂。自20世纪70年代以来，释药系统不断更新，其带来的药品销售额也持续增长。据不完全统计，过去几十年中上市的药物新剂型（包括释药系统类型）达到35种以上，市场占比超过20%，销售额达2200亿美元。

如今药物的传递技术取得大幅度发展，辅料的数目与日俱增，制药企业和辅料生产企业也开发出新的复合材料和新的辅料物理形态。同时，各科研机构也在不断创新材料理论和实验，以改变药物辅料性质、提高药物效果。合理地寻求制剂突破，业内设计人员不仅要对材料的物理、化学性质有细致深入的了解，还要遵循操作规范和法律规程。

参考文献

[1]　杨茂有，于远望. 解剖生理学[M]. 北京：中国中医药出版社，2012.

[2]　翟中和，王喜忠，丁明孝. 细胞生物学[M]. 4 版. 北京：高等教育出版社，2013.

[3]　李德新，刘燕池. 中医基础理论[M]. 2 版. 北京：人民卫生出版社，2011.

[4]　李梅，李向中. 中医药学基础[M]. 北京：中国医药科技出版社，2002.

[5]　马超英. 中医药基础理论[M]. 成都：西南交通大学出版社，2010.

[6]　钟大放. 药物代谢与药物动力学基础研究展望[J]. 辽宁药物与临床，2000，3（4）：145-148.

[7]　魏伟. 对临床药理学一些基本问题研究的思考[J]. 中国临床药理学与治疗学，2008，13（10）：1081-1085.

[8]　胡拥军. 药物剂型的选择与合理性评价[J]. 亚太传统医药，2010，6（4）：165-168.

[9]　魏文华. 药物剂型对疗效的影响[J]. 海峡药学，2009，2（6）：197-198.

[10]　张艳萍. 药物剂型及给药途径的临床合理应用性[J]. 中国实用医药，2013，8（34）：144-145.

[11]　李秋，王珊. 药物剂型及给药途径的临床合理应用性分析[J]. 中国医院药学杂志，2011，31（18）：1547-1548.

[12]　杨汝铁. 药物新剂型新技术研究进展与临床应用概况[J]. 中国医药指南，2010，8（25）：48-49.

[13]　曹筱琛，贾飞，陶巧凤. 药物与辅料相容性研究进展[J]. 中国现代应用药学，2013，30（2）：223-228.

[14]　刘佳，王清照. 制剂中的作用及其应用[J]. 中国科技信息，2008，13：202-204.

[15]　杨泉玲. 应重视药物剂型的研究[J]. 中国药学杂志，1995，30（11）：695-697.

[16]　王淑月，王洪亮. 前药原理与新药设计[J]. 河北工业科技，2003，20（1）：54-57.

[17]　王淑月，王洪亮，钮敏. 生物电子等排原理在新药设计中的应用[J]. 河北工业科技，2003，20（3）：50-53.

[18]　王淑月，尹宏军，陈竞洪. 软药原理与新药设计[J]. 河北工业科技，2004，21（1）：58-60.

[19]　晏仁义，陈若芸. 天然产物中先导化合物的发现与优化[J]. 中国天然药物，2005，3（6）：332-335

[20]　王洋，夏鹏. 从化合物库中发现药物先导化合物[J]. 中国药学杂志，2003，38（12）：900-903

[21] 杜冠华，刘艾林，张莉，等．天然产物中先导化合物的快速发现技术[J]．中国天然药物，2005，3（6）：328-331.

[22] 赵冬梅，李燕，卢业竑．药物代谢研究在新药开发中的作用[J]．药学学报，2000，35（2）：156-160.

[23] 郭春，方林．依据药物作用的靶分子结构进行新药设计的方法[J]．中国药物化学杂志，2011，11（5）：304-310.

[24] 阮冲，肖小华，李攻科．天然产物有效成分提取分离制备方法研究进展[J]．化学试剂，2014，36（3）：193-200.

[25] 陈尚钎，刘诚，范国荣，等．天然产物中活性成分提取分离及分析技术[J]．江西林业科技，2005（3）：32-36.

[26] 吕玉健，周宁，孟庆国．前药：设计及临床应用[J]．国际药学研究杂志，2008，35（5）：377-387.

[27] 沈陈峰，钟俊，王永峰，等．利用前药设计提高药物生物利用度的研究进展[J]．中国医药工业杂志，2011，42（6）：452-459.

[28] 李敏．前药设计原理及其临床应用[J]．中国现代药物应用，2009，3（15）：193-195.

[29] 李坤，杜玉民．软药设计在新药开发中的应用[J]．河北医科大学学报，2005，26（3）：230-231.

[30] 赵兴茹，李坤，王淑月．软药设计的研究进展[J]．西北药学杂志，2006，21（2）：96-98.

第二章　医药产业与社会发展

医药产业是指与药品（包括医疗器械）研制、生产、流通有关的所有厂商的集合。在我国，医药产业主要包括中药材种植、化学原料药、中成药、化学制剂、生物制药、医疗器械、医药包装、医药商业等子产业。医药产业是我国国民经济的重要组成部分，对于保护和增进人民健康、提高生活质量、救灾防疫和军需战备，以及促进经济发展和社会进步具有十分重要的意义。

第一节　医药产业的形成和发展

一、世界医药产业的形成和发展

现代医药产业的发展已有 100 多年历史，药物的生产经历了由单纯地从天然动植物中提取有效成分到进行有目的的工业化生产合成的过程，制药企业则从最初的化工厂、染料工厂或小药房等形式成长为巨型的跨国公司。

世界医药产业的发展可分为四个时期：孕育形成期、药物发展期、加强监管期和生物技术等促进药物发展期。

1. 1850—1930：全球医药产业的孕育形成期

制药工业开始于 19 世纪中叶，从医疗事业的边缘进入了医疗事业的核心，并成为全球的工业行业。这个阶段，专门从事药品经营的药房、批发商或者一些化工厂和染料工厂开始成长，逐渐转变为专门的制药公司。19 世纪末，伴随着科技的发展，人们对药物需求的增加，这些企业开始研发创新、扩大规模成为真正的制药企业。其科学基础是药物化学和药理学。合成化学和药理学的应用，特别是对化合物适应证的研究，使得制药行业得到了长足的发展。

2. 1930—1960：药物发展期

20 世纪 30 ~ 60 年代，是药物发展的黄金时期。这个时期的特点是制药企业从研究天然物质发现新药，转向天然物质修饰，到合成化学合成全新化合物，从筛选化合物中得到新药。在这段时间发明了大量的药物，包括合成维生素，磺胺类药物，抗生素，激素（甲状腺素、催产素可的松类药物等），抗精神病药物，抗组胺药物，新的疫苗等。其中，有很多是全新的药物种类。

由于在药品研发、市场的投资增加，美国、欧洲、日本的制药企业得到了迅速的壮大。

3. 1960—1980：加强监管期

1961年欧洲传出了反应停（沙利度胺）事件，原因是临床试验不适当及药品审查不严。各国纷纷采取措施，对新药的安全性和有效性都加强了监管，其中包括药品生产质量管理规范（GMP）的公布和将验证放入GMP法规的要求中，使得药品生产更加规范。

4. 1980至今：生物技术等促进药物发展期

这个时期，在科研方面有很多新方法产生，如计算机化学、组合化学，用生物技术高速化合物筛选方法等，已经改变了传统的药物研究，很多制药企业都有自己的化合物数据库。由于新药物预测很困难，政府也通过法规控制进入制药行业，所以新的制药企业很少，而生物技术，作为一种新的技术，已经成为制药行业不可或缺的一个重要组成部分。制药工业又有一系列新产品带给市场，包括中枢神经系统药物，抗病毒和逆转录病毒感染的药物[特别是治疗人类免疫缺陷病毒（HIV）和艾滋病的药物]，治疗癌症的药物等。

二、我国医药产业的发展历程

1. 我国化学药品的发展历程

化学制药产业是国民经济的基础产业，在整个医药产业的发展进程中起着非常重要的作用。

1949年之前，我国化学制药工业基础薄弱，制药厂主要集中于上海、天津、北京、广州等地。1949—1978年间，我国建设成立或整改成立了华北制药厂、东北制药厂、西南合成制药厂等生产和保证全国药品供应的核心企业。改革开放的实施，极大促进了我国医药产业的发展，不仅技术和管理水平显著提高，还逐渐与国际接轨，开始实行GMP认证制度，加大药品专利等知识产权保护措施。同时，国内制药企业与国际跨国公司的合作也进一步加强。

经过改革开放后30多年的发展，我国化学医药产业获得了很大的发展，但与发达国家之间仍然存在较大的差距。特别相对于原料药生产工业，我国的制剂工业明显落后，目前生产的化学药品有95%以上是仿制药品，这对我国化学医药产业的发展提出了极大的挑战。

2. 我国中药产业的发展历程

中医药作为中华文明的杰出代表，是中国各族人民在几千年生产生活实践和与疾病做斗争中逐步形成并不断丰富发展的医学科学，不仅为中华民族繁衍昌盛做出了卓越贡献，也对世界文明进步产生了积极影响。中药产业在经济社会发展中的地位和作用越来越重要，已成为独特的卫生资源、潜力巨大的经济资源、具有原创优势的科技资源、优秀的文化资源和重要的生态资源。

1949 年前存在的药铺大多是销售中药饮片并附带中药批发商业，或是零售企业的前店铺、后作坊的加工方式，技术上靠单纯的手工操作，规模小，工具设备陈旧，产量低，剂型以丸、散、膏、丹为主。1949 年后，我国高度重视和大力支持中医药发展，成立或合并建立了许多工业化程度较高的中药生产企业。

1978 年，国家提出了向中药现代化进军的倡议，使得我国中药产业得到快速发展。期间，颁布实施了一系列加强野生中药资源保护的法律法规，建立了一批国家级或地方性的自然保护区，开展珍稀濒危中药资源保护研究，部分紧缺或濒危资源已实现人工生产或野生抚育。基本建立了以中医药理论为指导、突出中医药特色、强调临床实践基础、鼓励创新的中药注册管理制度。目前，国产中药民族药约有 6 万个药品批准文号。全国有 2100 余家通过药品生产质量管理规范（GMP）认证的制药企业生产中成药，中药已从丸、散、膏、丹等传统剂型，发展到现在的滴丸、片剂、膜剂、胶囊等 40 多种剂型，中药产品生产工艺水平有了很大提高，基本建立了以药材生产为基础、工业为主体、商业为纽带的现代中药产业体系。中药工业总产值逐年上升，已成为新的经济增长点；中药材种植成为农村产业结构调整、生态环境改善、农民增收的重要举措；中药产品贸易额保持较快增长，显示出巨大的海外市场发展潜力。中药产业逐渐成为国民经济与社会发展中具有独特优势和广阔市场前景的战略性产业。

3. 我国生物医药产业发展历程

生物医药产业是在医药领域综合利用生物技术的产业，主要包括基因工程制药、诊断试剂、抗体药品、血液制品以及疫苗等。

我国的生物技术研究在 20 世纪 70 年代中期开始起步，70 年代末我国把遗传工程列为我国 8 大科技领域之一，给予了重点的支持。1986 年国家把开展生物技术领域的研究作为国家高技术研究和发展计划的重点资助领域，我国生物技术的研究与开发进入了黄金时期。目前，我国的生物医药产业已经取得了部分的发展成果，但整体仍处于发展过程中，与世界先进市场相比，市场规模仍较小，相关的配套政策仍不成熟，特别是在监管制度和审批流程、市场准入机制以及对创新的支持等方面存在不少改进的空间。

4. 我国医疗器械产业发展历程

医疗器械行业涉及医药、机械、电子、塑料等多个行业，是一个多学科交叉、知识密集、资金密集的高技术产业，在我国属于国家重点鼓励发展的产业。

我国医疗器械产业是在 1949 年后发展起来的，其特点是起点较低，发展较快。在基本空白的基础上，初步形成了门类比较齐全、布局比较合理的医疗器械工业体系，生产规模不断扩大。随着改革开放的深入，国家支持力度的不断加大以及全球一体化进程的加快，中国医疗器械行业更是得到了突飞猛进的发展。

第二节　医药产业的发展特点

一、医药产业的分类

（一）按产品分类

1. 产品形态分类法

分为五个子产业，即化学制药工业、中药工业、生物制药工业、疫苗生产工业和医疗器械工业。

2. 产品作用分类法

分为治疗性药品、预防性药品、健康产品和有治疗作用的化妆品等四类。

3. 主体市场分类法

（1）非处方药（OTC 药品）市场

非处方药是指为方便公众用药，在保证用药安全的前提下，经国家卫生行政部门规定或审定后，不需要医师或其他医疗专业人员开写处方即可购买的药品，一般消费者凭自我判断，按照药品标签及使用说明就可自行使用。

在自我药疗能力不断提升的推动下，全球范围 OTC 药品市场的规模保持个位数的稳定增幅。

为方便 OTC 的药物管理，中国 OTC 协会对行业进行了大类和亚类的划分，主要可分为解热镇痛、感冒咳嗽及过敏、胃肠消化、维生素矿物质及滋补剂、皮肤、生活方式调理及其他等七个大类。

非处方药市场的特点是市场进入壁垒较低，市场容量大，消费者选择余地大，品种的替代性高。

（2）处方药市场

处方药是为了保证用药安全，由国家卫生行政部门规定或审定的，需凭医师或其他有处方权的医疗专业人员开写处方出售，并在医师、药师或其他医疗专业人员监督或指导下方可使用的药品。处方药大多属于以下几种情况：

① 上市的新药，对其活性或副作用还要进一步观察。

② 可产生依赖性的某些药物，如吗啡类镇痛药及某些催眠安定药物等。

③ 药物本身毒性较大，如抗癌药物等。

④ 用于治疗某些疾病所需的特殊药品，如心脑血管疾病的药物，须经医师确诊后开出处方并在医师指导下使用。

此外，处方药只准在专业性医药报刊进行广告宣传，不准在大众传播媒介进行广告宣传。

处方药市场的特点是强烈依赖技术进步，垄断性和专属性强，市场进入壁垒高，消费者选择余地小，品种的替代性低。

（二）按产业分类

1. 三次产业分类法

（1）第一次产业：药材种植业。

（2）第二次产业：医药制造业，包括化学药品制造业、生物生化制品、兽用药产业、医疗器械、卫生材料及医药用品。

（3）第三次产业：医药商业。

2. 资源集约分类法

中药材生产属于自然资源、劳动密集型产业。中成药、化学原料药、化学药品制剂生产属于技术、资本密集型产业。现代中药新产品、化学药品科研开发属于高技术产业。医药商业属于人才和管理密集型产业。

二、医药产业的特征

1. 高技术性

生命和健康是人类的第一需要，战胜疾病、维护生命和健康是人类孜孜以求的第一目标。人类社会不同时期的最新技术往往首先在军事和医药领域获得应用，而且几乎涵盖了所有的重大技术成果，如放射技术、电磁技术、计算机技术、激光技术等，无不如此。近年来迅速发展的生物工程科学和技术，也率先在医药领域获得应用并已成为未来医药行业超前发展的强大技术支撑。因此，医药行业是科技含量最高的行业。

2. 高投入性

医药行业的高投入性在新药上要比普药表现得更为明显。一般，普药具有生产工序简单、投入低、产品科技含量低、市场需求量大的特点。而新药的开发和生产则需要大量投入，而且生产工序复杂，研制期长。通常开发一种新药平均需要耗资数亿美元，从筛选到投入临床需要十余年的时间。

3. 高风险性

医药企业经营业绩悬殊，且易波动。由于药品特异性强，市场空间主要受其性能决定，技术含量高、性能好的药品往往有极广阔的市场和优厚的价格，开发出这类药品的企业能够取得高额利润，相反对于性能一般的药品即使价格下降也不会增加市场规模。由于一种药品的畅销周期一般只有 3～5 年，而许多医药企业依赖于一两种产品，其风险可想而知，即使是国际上一些大公司，其业绩也经常发生大幅波动。

高风险性也表现在如下方面：

（1）一种新药一旦临床中或上市后发现其有严重的副作用或药效提升有限，将很快被市场取消或淘汰，由此造成的损失是无法挽救的。

（2）专利新药的垄断具有局限性和暂时性的特点。由于药品种类的广泛性，因此，一个企业无论如何尽其所能也只能垄断某个专利新药市场，但不可能垄断整个医药市场、甚至某一类药品市场。并且由于专利具有时效性，这种垄断是暂时的，一旦专利保护期限解冻，竞争优势将迅速下降。随着制药技术的不断升级，药品市场也不断更新换代、推陈出新，任何一种新药在市场上都随时存在被药效更佳、功能相似、价格相近的新药取代的风险。

4. 高收益性

医药行业的高投入、高技术含量的特点决定了其高附加值的特性。一种新药一旦研制成功并投入使用，尽管前期投入巨大，但产生的收益也是巨额的。据统计，一个成功的新药年销售额可以多达 10 亿～40 亿美元，世界排名前 10 位的医药企业利润率都在30%左右，专利产品在专利有效期内由于能垄断该产品市场，因此，在受益期内能获得巨额垄断利润。

5. 市场进入壁垒高

由于医药商品与人类的健康和安全紧密相关，因此，世界各国无一例外地对药品的生产、管理、销售、进口等均采取严格的法律加以规范和管理。未经等级规范论证的药品和企业很难进入药品市场。同时，制药行业高技术、高风险、高投入的技术资本密集型特征也加大了新企业进入的难度。在我国的医药产业政策中，也对市场进入做出了若干规定，对某些医药的生产和经营设立了特许制度，如毒性药品、麻醉药品、精神药品、毒品前体、放射性药品、计划生育药品由国家统一定点、特许生产，并由国家特许定点依法经营；同时还规定，外资暂不能参与国内药品批发、零售业经营。

6. 集中程度高

从世界范围来看，医药行业是集中程度最高的行业之一。首先是医药企业管理极其严格，任何新药问世以前，必须经过长期、复杂的临床试验，被淘汰的可能性极大，因而新药的研制费用极高。国外研制一种新药一般要花费数亿美元，这是一般企业无法承担的，只有少数制药巨头才有能力组织医药的研究和开发，并因此在同行业竞争中取得优势和获取垄断利润。

三、我国医药产业发展的影响因素

（一）生产要素

1. 自然资源

自然资源的稳定供给是医药产业形成的物质基础。中药资源是在一定空间范围内可作为传统中药、民族药及民间草药使用的植物、动物及矿物资源的总和。中药资源是中医药健康事业可持续发展的基础，也是中药产业可持续发展的物质基础，中药资源的"质"和"量"常常因受到天然条件的制约，而影响中药健康产业迅速发展和国际化步伐，也反映出中药资源需求和供给越来越突显的矛盾。

2. 人力资源

我国医药产业的人力资源大体可分为企业中各级管理人员、医药技术研究、开发人才、医药商品、医药原材料、医药中间体、医疗器械、医药生产设备的供应与销售流通人才等类型。

3. 知识资源

一个经济体在科学、技术、市场所拥有的知识资源将会关系到其产品和服务的质量，最终会影响到经济体的整体发展。医药产业是技术先导型产业，技术创新是现代医药产业发展的主要增长源泉。必须发挥知识资源的重要性，重视医药产业从业人员中科学家和工程师比例和发明专利的数量，保护研发的一个新药的巨额投入是有效保护专利和数据，是创新医药产业发展的催化剂，对我国制药企业的发展也至关重要。

4. 资本资源和基础设施

医药产业是高投入行业，有了丰厚的资本资源，才能获取诸如厂房、设备等良好的基础设施。资本是医药产发展必不可少的高端要素，因此要积极吸引各方面资本的投入，国际资本不仅能加快产业的发展进程，而且能带来先进的技术和管理经验。

（二）需求条件

1. 老龄化程度

65岁以上的人口达到总人口的7%，就进入了老龄化社会。2000年第五次人口普查：我国老龄人口达到8800万（占比7%），正式进入老龄社会，预计到2033年，我国老年人口将突破4亿大关。

在人口老龄化的进程中，毫无疑问医药行业将会是最直接的受益者。从历史经验来看，老龄化与社会医疗卫生支出具有高度相关性，无论是亚洲的日本、韩国，还是大洋彼岸的美国，国家及社会对医药行业的投入均随着老龄化的进程而剧增。而我国近年来对医药产业也给予了极大关注，随着老龄化的加剧，我国医药产业持续扩张将是确定性事件。

2. 医疗保险

医疗保险制度通过建立第三方支付的医药消费模式，将医药消费和个人经济能力分离开。同时，通过建立基本医疗保险药品目录、诊疗项目、医疗服务设施标准，并配合医药消费的结算管理，对医药消费行为进行有效规范。

医疗保险制度通过建立风险分散机制，将个人的大病风险进行有效化解，实现了参保人员在医药消费时，不再以自身的经济能力来衡量医药消费，而以疾病的严重程度作为其医药消费的最核心要素。这种风险分散机制扩大了医药消费的市场空间，对医药市场的发展起到了有效的促进作用。

（三）医药产业相关与支持性产业

相关产业是指因共用某些技术、共享同样的营销渠道或服务而联系在一起的产业或具有互补性的产业。相关产业可促进医药产业的创新，是医药产业新进入者的源泉，带来新资源、新技术、新的竞争方法，从而能促进医药产业的创新和升级。支持性产业是指为主导产业提供原料、中间配套产品以及物流、销售等产业部门，可以及早地、迅速地为医药产业提供最低成本的投入，把信息和创新从一个公司传递到另一公司，使整个行业的创新速度加快。

（四）医药企业同业竞争状况

在我国现有的医药生产企业中，拥有自主知识产权品种的厂商少之又少，产品同质化现象相当严重。相同的药品就有几十家乃至几百家医药企业同时生产，从而导致了医药企业之间的竞争越发激烈。

国内医药产业的竞争项目和范围已经从简单的数量竞争到质量竞争、从提高经济效益的竞争到垄断市场份额的竞争、从产业局部企业的竞争到整个医药产业链的竞争等多种变化，竞争的程度甚至达到了白热化。国外制药巨头凭借在资本实力和创新能力等方面的绝对优势，正逐步扩大在我国药品市场的影响力，无疑成为我国医药企业的强劲竞争者，还会给我国的医药产业带来更大的冲击。

（五）知识产权保护

医药产业是关系到人类生命健康的重要行业，与我们每个人都息息相关，医药产业也是创新密集型的行业，是发明专利相对集中的行业，其创新成果的保护尤其重要。

目前来看，我国对于医药知识产权保护方面的政策，从立法层面来说基本上已经达到了国际水平，具体包括专利、商标、药品数据、药品行政保护等方面。但在实际中医药行业整体对知识产权保护不足，很多企业并没有维护好自己的合法权益，当创新产品被侵权后导致企业自身受损，公众健康受到危害。在这种情况下，严格执行知识产权保护政策，对于我国医药产业的长远发展是非常重要的。

（六）环境保护

改革开放以来，我国医药产业进入高速发展期，我国已成为仅次于美国的全球第二大医药市场，是全球药品消费增速最快的地区之一。医药产业的迅速发展，对国民生产总值（GDP）贡献加大的同时，环保问题也成了众多医药企业的重大困扰，成为广大制药企业共同面临的严峻挑战，其中高污染、高能耗的原料药行业问题尤为突出。

对医药产业来说，从粗放型、以环境为代价换取利润的原始生存方式转向绿色的产业升级已经非常紧迫。源头控制和末端治理双管齐下是制药环保领域将来的工作方向，源头控制的减排技术、循环利用技术等会逐渐兴起，末端治理的零排放技术、综合利用或再生利用技术将逐渐占领制药环保市场，因此环保型企业将在未来的市场和政策倾斜中享有更多的机遇和扶持。

第三节 我国医药产业政策

一、医药产业进入政策

（一）药品注册管理制度

药品注册管理制度是一系列集科学、技术、应用为一体，具有很强交叉性、综合性的管理制度。包括申请人申请药品注册，依照相关的药品注册管理办法及注册流程，当地国家的药品监督管理部门组织医学、药学及相关技术人员对产品进行综合评价，给出审批意见并决定是否批准上市等过程，也是医药企业、科研机构长周期、大投入、高风险研发创新项目的成果检验过程。因此，一国的药品注册管理制度与药品研发及创新是统一的，是推动医药事业不断发展、促进创新药物研发和保障人民健康的重要保证。

《药品注册管理办法》是管理药品研究、临床试验、生产、进口、审批、注册检验、监督检查的主要法规，对于药品研发企业和生产企业，甚至药品商业企业的竞争，都具有显著的影响。现行的《药品注册管理办法》是 2007 年 10 月份颁布实施的，随着制药行业的持续发展，以及现实问题的不断积累，现行《药品注册管理办法》的弊端和不足越来越明显，需要进行修订和完善。

国家食品药品监督管理总局主管全国药品注册工作，负责对药物临床试验、药品生产和进口进行审批。药品注册工作应当遵循公开、公平、公正的原则。国家鼓励研究创制新药，对创制的新药、治疗疑难危重疾病的新药实行特殊审批。

药品注册申请人，是指提出药品注册申请并承担相应法律责任的机构。药品注册申请包括新药申请、仿制药申请、进口药品申请及其补充申请和再注册申请。新药申请是指未曾在中国境内上市销售的药品的注册申请。对已上市药品改变剂型、改变给药途径、增加新适应证的药品注册按照新药申请的程序申报。仿制药申请是指生产国家食品药品监督管理总局已批准上市的已有国家标准的药品的注册申请；但是生物制品按照新药申请的程序申报。进口药品申请，是指境外生产的药品在中国境内上市销售的注册申请。补充申请，是指新药申请、仿制药申请或者进口药品申请经批准后，改变、增加或者取消原批准事项或者内容的注册申请。再注册申请，是指药品批准证明文件有效期满后申请人拟继续生产或者进口该药品的注册申请。

为申请药品注册而进行的药物临床前研究，包括药物的合成工艺、提取方法、理化性质及纯度、剂型选择、处方筛选、制备工艺、检验方法、质量指标、稳定性、药理、毒理、动物药代动力学研究等。中药制剂还包括原药材的来源、加工及炮制等的研究；生物制品还包括菌毒种、细胞株、生物组织等起始原材料的来源、质量标准、保存条件、生物学特征、遗传稳定性及免疫学的研究等。

申请新药注册，应当进行临床试验。仿制药申请和补充申请，根据《药品注册管理办法》附件规定进行临床试验。临床试验分为Ⅰ、Ⅱ、Ⅲ、Ⅳ期。

申请人完成药物临床试验后，应当填写"药品注册申请表"，向所在地省、自治区、直辖市药品监督管理部门报送申请生产的申报资料，并同时向中国药品生物制品检定所报送制备标准品的原材料及有关标准物质的研究资料。

国家食品药品监督管理总局药品审评中心依据技术审评意见、样品生产现场检查报告和样品检验结果，形成综合意见，连同有关资料报送国家食品药品监督管理总局。国家食品药品监督管理总局依据综合意见，做出审批决定。符合规定的，发给新药证书，申请人已持有药品生产许可证并具备生产条件的，同时发给药品批准文号。

（二）许可证制度

1. 药品生产许可证

药品生产许可证制度是指国家通过对药品生产企业条件的审核，确定企业是否具有药品生产过继续生产的资格，对符合条件的企业发给药品生产许可证，企业凭此证才能在工商行政管理部门办理登记注册，领取经营执照的一种制度。

开办药品生产企业，申办人应当向拟办企业所在地省、自治区、直辖市人民政府药品监督管理部门提出申请。省、自治区、直辖市人民政府药品监督管理部门应当自收到申请之日起 30 个工作日内，依据《药品管理法》规定的开办条件组织验收，验收合格的，发给药品生产许可证。

药品生产许可证有效期为 5 年。有效期届满，需要继续生产药品的，持证企业应当在许可证有效期届满前 6 个月，按照国务院药品监督管理部门的规定申请换发药品生产许可证。药品生产企业终止生产药品或者关闭的，药品生产许可证由原发证部门缴销。

2. 药品经营许可证

国家食品药品监督管理总局主管全国药品经营许可的监督管理工作。省、自治区、直辖市（食品）药品监督管理部门负责本辖区内药品批发企业药品经营许可证的发证、换证、变更和日常监督管理工作，并指导和监督下级（食品）药品监督管理机构开展药品经营许可证的监督管理工作。

药品经营企业经营范围：麻醉药品、精神药品、医疗用毒性药品；生物制品；中药材、中药饮片、中成药、化学原料药及其制剂、抗生素原料药及其制剂、生化药品。

从事药品零售的，应先核定经营类别，确定申办人经营处方药或非处方药、乙类非处方药的资格，并在经营范围中予以明确，再核定具体经营范围。

医疗用毒性药品、麻醉药品、精神药品、放射性药品和预防性生物制品的核定按照国家特殊药品管理和预防性生物制品管理的有关规定执行。

药品经营许可证有效期为 5 年。有效期届满，需要继续经营药品的，持证企业应当在许可证有效期届满前 6 个月，按照国务院药品监督管理部门的规定申请换发药品经营许可证。药品经营企业终止经营药品或者关闭的，药品经营许可证由原发证机关缴销。

药品经营许可证应当载明企业名称、法定代表人或企业负责人姓名、经营方式、经营范围、注册地址、仓库地址、药品经营许可证证号、流水号、发证机关、发证日期、有效期限等项目。药品经营许可证正本、副本式样、编号方法，由国家食品药品监督管理总局统一制定。

（三）药品生产质量管理规范（GMP）认证

药品 GMP 认证是药品监督管理部门依法对药品生产企业药品生产质量管理进行监督检查的一种手段，是对药品生产企业实施药品 GMP 情况的检查、评价并决定是否发给认证证书的监督管理过程。

国家食品药品监督管理总局主管全国药品 GMP 认证管理工作。负责注射剂、放射性药品、生物制品等药品 GMP 认证和跟踪检查工作；负责进口药品 GMP 境外检查和国家或地区间药品 GMP 检查的协调工作。省级药品监督管理部门负责本辖区内除注射剂、放射性药品、生物制品以外其他药品 GMP 认证和跟踪检查工作以及国家食品药品监督管理总局委托开展的药品 GMP 检查工作。省级以上药品监督管理部门设立的药品认证检查机构承担药品 GMP 认证申请的技术审查、现场检查、结果评定等工作。

新开办药品生产企业或药品生产企业新增生产范围、新建车间的，应当按照《药品管理法实施条例》的规定申请药品 GMP 认证。已取得药品 GMP 证书的药品生产企业应在证书有效期届满前 6 个月，重新申请药品 GMP 认证。药品生产企业改建、扩建车间或生产线的，应按本办法重新申请药品 GMP 认证。

经药品监督管理部门审批，符合药品 GMP 要求的，向申请企业发放药品 GMP 证书；不符合药品 GMP 要求的，认证检查不予通过，药品监督管理部门以药品 GMP 认证审批意见方式通知申请企业。

药品监督管理部门应对持有药品 GMP 证书的药品生产企业组织进行跟踪检查。药品 GMP 证书有效期内至少进行一次跟踪检查。

药品 GMP 证书载明的内容应与企业药品生产许可证明文件所载明相关内容相一致。《药品 GMP 证书》有效期内，与质量管理体系相关的组织结构、关键人员等如发生变化的，企业应自发生变化之日起 30 日内，按照有关规定向原发证机关进行备案。其变更后的组织结构和关键人员等应能够保证质量管理体系有效运行并符合要求。

有下列情况之一的，由药品监督管理部门收回药品 GMP 证书：企业（车间）不符合药品 GMP 要求的；企业因违反药品管理法规被责令停产整顿的；其他需要收回的。

有下列情况之一的，由原发证机关注销药品 GMP 证书：企业药品生产许可证依法被撤销、撤回，或者依法被吊销的；企业被依法撤销、注销生产许可范围的；企业药品 GMP 证书有效期届满未延续的；其他应注销药品 GMP 证书的。

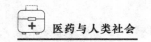

（四）药品经营质量管理规范（GSP）认证

GSP 认证是药品监督管理部门依法对药品经营企业药品经营质量管理进行监督检查的一种手段，是对药品经营企业实施《药品经营质量管理规范》情况的检查、评价并决定是否发给认证证书的监督管理过程。

国家食品药品监督管理总局负责全国 GSP 认证工作的统一领导和监督管理；负责与国家认证认可监督管理部门在 GSP 认证方面的工作协调；负责国际间药品经营质量管理认证领域的互认工作。

申请 GSP 认证的药品经营企业，应符合以下条件：

（1）属于以下情形之一的药品经营单位：具有企业法人资格的药品经营企业；非专营药品的企业法人下属的药品经营企业；不具有企业法人资格且无上级主管单位承担质量管理责任的药品经营实体。

（2）具有依法领取的药品经营许可证和企业法人营业执照或营业执照。

（3）企业经过内部评审，基本符合《药品经营质量管理规范》及其实施细则规定的条件和要求。

（4）在申请认证前 12 个月内，企业没有因违规经营造成的经销假劣药品问题（以药品监督管理部门给予行政处罚的日期为准）。

药品经营企业将认证申请书及资料报所在地设区的市级药品监督管理机构或者省、自治区、直辖市药品监督管理部门直接设置的县级药品监督管理机构进行初审。根据检查组现场检查报告并结合有关情况，认证机构在收到报告的 10 个工作日内提出审核意见，送交省、自治区、直辖市药品监督管理部门审批。省、自治区、直辖市药品监督管理部门在收到审核意见之日起 15 个工作日内进行审查，做出认证是否合格或者限期整改的结论。

对通过认证现场检查的企业，省、自治区、直辖市药品监督管理部门在进行审查前应通过媒体（其中药品批发企业还应通过国家食品药品监督管理总局政府网站）向社会公示。在审查的规定期间内，如果没有出现针对这一企业的投诉、举报等问题，省、自治区、直辖市药品监督管理部门即可根据审查结果做出认证结论；如果出现问题，省、自治区、直辖市药品监督管理部门必须在组织核查后，根据核查结果再做出结论。

对认证合格的企业，省、自治区、直辖市药品监督管理部门应向企业颁发药品经营质量管理规范认证证书；对认证不合格的企业，省、自治区、直辖市药品监督管理部门应书面通知企业。企业可在通知下发之日 6 个月后，重新申请 GSP 认证。

二、药品质量监管政策

药品质量监督管理是有关部门根据法律授权及法定的药品标准、法规、制度、政策，对药品研、产、供、用的药品质量（包括进出口药）及影响药品质量的工作进行监管。以保证质量，保障用药安全，维护人民身体健康和用药的合法权益，并保护合法企业的正当权益，建立并维护健康的药品市场秩序。

（一）药品质量标准

药品质量标准是国家对药品质量、规格及检验方法所做的技术规定；是药品生产、供应、使用、 检验和药政管理部门共同遵循的法定依据。

《中华人民共和国药典》是记载国家药品标准的法典，由国家组织药典委员会编纂，并由国务院药品监督管理部门批准颁布实施，具有法律约束力。

未列入药典的其他药品标准，由国家药品监督管理部门另行成册颁布，成为局颁标准。药品局颁标准的收载范围是：国家药品监督管理部门批准的新药；疗效肯定，但质量标准仍需要进一步改进的药品；上版药典收载，而新版药典未收入。疗效肯定，国内仍然生产使用，需要统一标准的品种；原来地方标准收载，医疗常用，但生产地较多，需要统一标准的品种。

另外还有省级药品监督管理部门制定、修订的中药炮制规范，以及省级药品监督管理部门审核批准的医疗机构制剂标准等。

（二）《药品生产质量管理规范》

《药品生产质量管理规范》（GMP）是药品生产和质量管理的基本准则，适用于药品制剂生产的全过程和原料药生产中影响成品质量的关键工序。本规范作为质量管理体系的一部分，是药品生产管理和质量控制的基本要求，旨在最大限度地降低药品生产过程中污染、交叉污染以及混淆、差错等风险，确保持续稳定地生产出符合预定用途和注册要求的药品。

GMP 要求企业应当建立符合药品质量管理要求的质量目标，将药品注册的有关安全、有效和质量可控的所有要求，系统地贯彻到药品生产、控制及产品放行、贮存、发运的全过程中，确保所生产的药品符合预定用途和注册要求。

企业应当设立独立的质量管理部门，履行质量保证和质量控制的职责，质量管理部门可以分别设立质量保证部门和质量控制部门。质量控制实验室的人员、设施、设备应当与产品性质和生产规模相适应。

与药品生产、质量有关的所有人员都应当经过培训，培训的内容应当与岗位的要求相适应。高风险操作区（如高活性、高毒性、传染性、高致敏性物料的生产区）的工作人员应当接受专门的培训。

设备的设计、选型、安装、改造和维护必须符合预定用途，应当尽可能降低产生污染、交叉污染、混淆和差错的风险，便于操作、清洁、维护，以及必要时进行的消毒或灭菌。生产设备不得对药品质量产生任何不利影响。与药品直接接触的生产设备表面应当平整、光洁、易清洗或消毒、耐腐蚀，不得与药品发生化学反应、吸附药品或向药品中释放物质。

企业的厂房、设施、设备和检验仪器应当经过确认，应当采用经过验证的生产工艺、操作规程和检验方法进行生产、操作和检验，并保持持续的验证状态。当影响产品质量的主要因素，如原辅料、与药品直接接触的包装材料、生产设备、生产环境（或厂房）、生产工艺、检验方法等发生变更时，应当进行确认或验证。必要时，还应当经药品监督管理部门批准。

所有药品的生产和包装均应当按照批准的工艺规程和操作规程进行操作并有相关记录，以确保药品达到规定的质量标准，并符合药品生产许可和注册批准的要求。

（三）《药品经营质量管理规范》

《药品经营质量管理规范》（GSP）是规范药品经营质量管理的基本准则，对提高药品经营企业素质，规范药品经营行为，保障药品质量安全起到了十分重要的作用。该规范从药品经营企业的人员、机构、设施、设备、体系文件等质量管理要素的各个方面对药品的采购、验收、存储、养护、销售、运输以及售后服务、售后管理等各个环节做出了规定。

GSP要求企业应当依据有关法律法规及本规范的要求建立质量管理体系，确定质量方针，制定质量管理体系文件，开展质量策划、质量控制、质量保证、质量改进和质量风险管理等活动。企业制定的质量方针文件应当明确企业总的质量目标和要求，并贯彻到药品经营活动的全过程。

企业应当配备符合以下资格要求的质量管理、验收及养护等岗位人员：从事质量管理工作的，应当具有药学中专或者医学、生物、化学等相关专业大学专科以上学历或者具有药学初级以上专业技术职称；从事验收、养护工作的，应当具有药学或者医学、生物、化学等相关专业中专以上学历或者具有药学初级以上专业技术职称；从事中药材、中药饮片验收工作的，应当具有中药学专业中专以上学历或者具有中药学中级以上专业技术职称；从事中药材、中药饮片养护工作的，应当具有中药学专业中专以上学历或者具有中药学初级以上专业技术职称；直接收购地产中药材的，验收人员应当具有中药学中级以上专业技术职称。

经营疫苗的企业还应当配备2名以上专业技术人员专门负责疫苗质量管理和验收工作，专业技术人员应当具有预防医学、药学、微生物学或者医学等专业本科以上学历及中级以上专业技术职称，并有3年以上从事疫苗管理或者技术工作经历。

企业应当具有与其药品经营范围、经营规模相适应的经营场所和库房。库房的选址、设计、布局、建造、改造和维护应当符合药品储存的要求，防止药品的污染、交叉污染、混淆和差错。

企业应当按照国家有关规定，对计量器具、温湿度监测设备等定期进行校准或者检定。企业应当对冷库、储运温湿度监测系统以及冷藏运输等设施设备进行使用前验证、定期验证及停用时间超过规定时限的验证。

企业应当建立能够符合经营全过程管理及质量控制要求的计算机系统，实现药品质量可追溯，并满足药品电子监管的实施条件。

企业应当将药品销售给合法的购货单位，并对购货单位的证明文件、采购人员及提货人员的身份证明进行核实，保证药品销售流向真实、合法。

（四）药品不良反应的检测和报告制度

药品不良反应，是指合格药品在正常用法用量下出现的与用药目的无关的有害反应。药品不良反应报告和监测，是指药品不良反应的发现、报告、评价和控制的过程。

为加强药品的上市后监管，规范药品不良反应报告和监测，及时、有效控制药品风险，保障公众用药安全，依据《中华人民共和国药品管理法》等有关法律法规，制定了《药品不良反应报告和监测管理办法》，开展药品不良反应报告、监测以及监督管理。

国家食品药品监督管理总局主管全国药品不良反应报告和监测工作，地方各级药品监督管理部门主管本行政区域内的药品不良反应报告和监测工作。各级卫生行政部门负责本行政区域内医疗机构与实施药品不良反应报告制度有关的管理工作。

药品生产、经营企业和医疗机构应当建立药品不良反应报告和监测管理制度。药品生产企业应当设立专门机构并配备专职人员，药品经营企业和医疗机构应当设立或者指定机构并配备专（兼）职人员，承担本单位的药品不良反应报告和监测工作。从事药品不良反应报告和监测的工作人员应当具有医学、药学、流行病学或者统计学等相关专业知识，具备科学分析评价药品不良反应的能力。

药品生产、经营企业和医疗机构获知或者发现可能与用药有关的不良反应，应当通过国家药品不良反应监测信息网络报告；不具备在线报告条件的，应当通过纸质报表报所在地药品不良反应监测机构，由所在地药品不良反应监测机构代为在线报告。报告内容应当真实、完整、准确。

药品生产企业应当对本企业生产药品的不良反应报告和监测资料进行定期汇总分析，汇总国内外安全性信息，进行风险和效益评估，撰写定期安全性更新报告。定期安全性更新报告的撰写规范由国家药品不良反应监测中心负责制定。

药品生产企业应当经常考察本企业生产药品的安全性，对新药监测期内的药品和首次进口 5 年内的药品，应当开展重点监测，并按要求对监测数据进行汇总、分析、评价和报告；对本企业生产的其他药品，应当根据安全性情况主动开展重点监测。

药品生产企业应当对收集到的药品不良反应报告和监测资料进行分析、评价，并主动开展药品安全性研究。对已确认发生严重不良反应的药品，应当通过各种有效途径将药品不良反应、合理用药信息及时告知医务人员、患者和公众；采取修改标签和说明书，暂停生产、销售、使用和召回等措施，减少和防止药品不良反应的重复发生。对不良反应大的药品，应当主动申请注销其批准证明文件。药品经营企业和医疗机构应当对收集到的药品不良反应报告和监测资料进行分析和评价，并采取有效措施减少和防止药品不良反应的重复发生。

（五）执业药师制度

执业药师是指经全国统一考试合格，取得执业药师资格证书并经注册登记，在药品生产、经营、使用单位中执业的药学技术人员。

为了加强对药学技术人员的职业准入控制，确保药品质量，保障人民用药的安全有效，根据《中华人民共和国药品管理法》等制度的有关内容，制定了《执业药师资格制度暂行规定》。凡从事药品生产、经营、使用的单位均应配备相应的执业药师，并以此作为开办药品生产、经营、使用单位的必备条件之一。

执业药师资格实行注册制度，取得执业药师资格证书者，须按规定向所在省（区、市）药品监督管理部门申请注册。经注册后，方可按照注册的执业类别、执业范围从事相应的执业活动。未经注册者，不得以执业药师身份执业。

执业药师必须遵守职业道德，忠于职守，以对药品质量负责、保证人民用药安全有效为基本准则。必须严格执行《药品管理法》及国家有关药品研究、生产、经营、使用的各项法规及政策。

参考文献

[1]　DAEMMRICH A，BOWDEN M E. A rising drug industry，2005，83（25）：28-42.

[2]　《中国的中医药》白皮书，2016，12.

[3]　高超. 我国生物医药产业的现状与发展趋势[J]. 中国高新技术企业，2011（29）：18-19.

第三章 医药资源与人类环境

第一节 民族医药资源概述

一、民族医药资源背景

（一）资源形势

中国传统医药是我国优秀的物质文化遗产，中药资源是其中极具价值的一部分，其主要由民族药、中药材和民间药三部分组成。其中民族医药主要指汉方药以外的中国少数民族发现、使用并以本民族传统医药理论和实践为指导的药物，它是各民族在历史中不断积累创造的医药成果的总称。民族医药曾是过去数千年的历史中各民族的主流医学，然而今天很多人都将其与传统中医药混淆。它与传统中医药既有共性又有区别，民族医药学最大的特点是独立创造于各民族的文化背景中，自成体系，别具特色。

在5000多年的历史和文化中，我国出现过的少数民族远不止如今的55个，各民族的用药经验及处方也在时间的沉积中创造了不少独特理论和资源应用，然而由于种种原因，完善保存至今并用以实践的只是其中的一小部分。我国目前有5500种以上已知的民族药材，但仅有部分被收录在国家药品标准中，还有部分民族药与传统中医药重复，不可重复收载。例如，常用藏药约有300余种，而符合国家法定标准的藏药单味药仅有145种，约50%的藏药材未符合法定标准，这一大批未通过国家药物标准的民族药材品种属于"民间药"以及"草药"。这一方面制约了藏药产业化和市场化进程，另一方面也意味着民族药理论研究尚不完善，仍需持续研究并与实践结合。

民族医药与中医药学一样也是中华民族优秀的文化遗产，因此中华人民共和国成立以来，党和政府相当重视民族医药事业的发展，从国家到地方，从发展规划、政策法规、人才、资金等方面给予了大量的扶持，努力发掘民族医药产业的研究创新潜力，为推动和弘扬民族医药事业创造良好的环境。迄今为止，我国民族医药在各地区的发展已经取得较大成就，据粗略统计，目前已有藏、蒙、傣、壮、维、苗、羌等多个民族建立了以本民族医药学理论治疗防病为特色的医院近200所、大小诊所300余所。为了更好地开展民族医药高等教育，中央民族大学、成都中医药大学和云南中医学院等高等院校也相继增设了藏医等民族医药相关专业；与此同时，有4所民族医药高等院校已建立起来，涉及藏、维、蒙等民族。在内蒙古、贵州等地也已建立了一批专攻民族医药领域的科研机构。但是由于传统中医药的使用及现代医学的强烈冲击，各民族的医药学继承和传播的水平存在很大差异，发展也不平衡，所以到今天，只有藏、蒙、维、傣、瑶族 5 个民族的医药学建立了系统的医、教、研体系。

民族医药学具有独特的疗效和理论基础，其价值已引起国内外药学工作者的广泛关注。民族医药发挥独特疗效的基础在于其生物多样性及化学多样性。在研究民族药产业创新的过程中，有必要将继承民族医药传统经验规律和民族药资源的可持续利用放在首位，按照已有开发研究民族药的注册要求和指导原则，促进具有原始创新、资源优势、疗效确切、知识产权明晰及安全性良好的民族药的新产品开发与利用，也可以结合汉方中医药的传统理论经验，提高民族药新产品的创新开发价值和研究水平。

（二）影响较大的民族药体系

1. 藏 药

藏药是历经上千年历史积淀和实践、融合了多种医药理论的民族药，是我国最有影响力、最完整的民族药之一。现代藏药发源于青藏高原，主要应用于青海、西藏、云南、四川和甘肃等地的藏族聚居区。青藏高原的藏药资源极为丰富，是藏族医药产生和发展的摇篮。历史中的藏药的典籍也有不少保留至今，较早的典籍包括《月王药诊》，其中收录矿物药 80 种，动物药 260 种，植物药 440 种；《晶珠本草》被誉为藏族的《本草纲目》，其收载藏药最多，包含 2294 种，有着浓郁的藏民族特色，其中 75%药物沿用至今，涉及 1200 个基原动植物。现国内所有典籍记录的藏药多为植物药，总量约为 2400 种，其中常用的有 300 多种。由于藏药发源于青藏高原，因此大多就地取材，采用生长于高原地区独特气候和地理条件下的物种入药，如植物药中多以菊科植物入药，其次是豆科、毛茛科、唇形科、蔷薇科、罂粟科等。典籍记载，传统常用藏药有雪莲、红景天、碱蓬、獐牙菜、沙蒿、圆柏果、五脉叶绿绒蒿、独一味等。另外，传统用药防病过程中，余甘子、诃子、毛诃子 3 种果实常配伍使用较多，简称三大果或三果。大托叶云实、芒果核、蒲桃 3 种果实合称三哲或小三果，用于治疗肾脏疾病。

2. 蒙 药

蒙药结合汉方药及藏药，主要应用于内蒙古自治区以及新疆、青海等地的蒙古族聚居区。《识药晶鉴》是蒙药较早的典籍，其收载蒙药 390 种，为后世蒙药发展奠定了基础。之后的《本草图鉴》在前著的基础上有更大的进步，收载蒙药数量扩大至 879 种，也因此成为现在学习和研究蒙药蒙医的重要参考著作。据统计，蒙医用药约 2230 种，常用药有 450 余种，民族专用 260 余种。主要的蒙药种类包括诃子、文冠木、广枣、沙棘、金莲花、香青兰、苦豆子、瑞香狼毒、绥草、蒙古山萝卜、紫筒草等。

3. 傣 药

傣药是我国傣族主要使用的药物，在 2500 年前的著作《贝叶经》中便有记载。傣族主要分布在云南的南部和西部，处于西南热带、亚热带地区，居住地多在海拔 1000 m

以下。这些地区热带植物最集中，药材资源也较丰富，仅云南西双版纳就有 1700 多种药材，植物药 1715 种。全国中药资源普查的 395 个重点品种中，西双版纳占 52.66%。傣药典籍《西双版纳傣药志》中收载药物 520 种，常用的有 71 种。傣药中植物药主要有油瓜、缅茄、人面果、马唐、龙血树、朱蕉等，动物药则主要包括蛇骨、熊胆、蛤蚧、马鹿血、猴皮、乌鸦肉等。

4. 维 药

维药应用基本在新疆维吾尔自治区内，其结合了古希腊、阿拉伯药学，形成了独特的药物理论。新疆维吾尔自治区内记载维药 600 余种，常用的有 360 种左右，但该民族对当地资源用使用较为贫乏，仅 160 种药材为当地资源，占维药总数的 27% 左右。维药典籍《新疆维吾尔药志》中收载药物 124 种，约有 30 种为民族专用药。维药的植物基源多见于菊科、伞形科、毛莨科等几个科属，主要有雪莲花、异叶青兰、巴旦杏、洋甘菊、唇香草等；另外，维药喜欢用龙涎香、海狸香、麝香、丁香、薰衣草、荜茇和豆蔻等芳香性药物。此外，曼陀罗、天仙子、骆驼蓬、马钱子等毒烈性峻的药物偶尔也被应用。

（三）民族医药学文献

民族医药学为当地人民的健康生活和地区繁荣发展做出了不可磨灭的贡献，同时也留下了许多值得研究的经典著作。虽然有不少独特的民族药典已经遗失，但仍有多部药物典籍保存下来，并为当代民族药研究提供基础。经过民族医药工作者不懈努力，一批有影响的民族药历史文献被发掘、编译出来，如前述的《晶珠本草》《月王药珍》《贝叶经》等。另外还有藏族的《四部医典》《甘露本草明镜》等，蒙古族的《蒙药正典》《五五制药方剂》《蒙医本草学》《蒙医金匮》《认药白晶药鉴》《医伤根除病痛甘露方》和《碧光琉璃医鉴》，傣族《嘎比迪沙嫡巴尼》《嘎牙山哈雅》《巴腊玛塔坦》等，朝鲜族的《东医宝鉴》《东医四象金匮秘方》，纳西族的《崇仁播迪找药》《神将药品经》《点龙王药经》等，彝族的《明代彝医书》《双柏彝医书》，回族的《回回药方》，苗族的《献药经》。

通过翻阅典籍以及对民族地区用药的广泛调查，现代民族医药工作者先后收集了各地区民族药的综合资料，并编写多部著作记载中国民族药物。《中国民族药志》编著过程中调查、收集了我国多个民族所用药物，将民族药的精髓选编其中。已出版的《中国民族药志》第 1 卷共收载了 39 个民族的 135 种药物，包含 511 个不同的基原种；第 2 卷收载了 35 个民族使用的 120 种药物，包含 425 个基原种。《中国本草彩色图鉴》中的民族药篇则收录民族药 2000 种左右。《中药大辞典》收录藏药 404 种、蒙药 323 种、傣药 400 种、彝药 324 种。近年来，药学研究者先后编写了数十种有关民族药的专著。各地区性民族药学典籍包括：《云南民族药名录》，其收载了云南当地 21 个民族 1250 种药物；《广西民族药简编》收录了当地 7 个民族使用的药物 1021 种。另有许多单一民族药篇，如藏药的《中国藏药》《藏药标准》《中华本草·藏药分册》《藏药志》《青藏高原药物图鉴》《西藏常用中草药手册》《迪庆藏药》《藏药验方选编》《中华藏本草》等，蒙药的《实用蒙药学》，维药的《维吾尔药志》和《药品标准·维吾尔药分册》，傣药《西双版纳傣药志》（1~4集）、《傣药传统方志》和《古傣医难方译释》，彝药的《彝药志》和《楚雄彝药志》，以及《壮族民间用药选编》《德宏民族药志》《佤族药志》《朝鲜民族药材录》《浙江畲族民间药用植物名录》《畲族验方集》《大理白族药》《元江哈尼族药》《苗族药物集》和《拉祜族常用药》等。《中国瑶药学》收载了瑶药 970 余种，贵州中医药研究所民族医药研究室也已编写完成了《水族医药调查研究》。虽然在记载形式和内容上，这些民族、地方的医药学著作有待深化和完善，但它们对民族医药学的继承和发展具有不可磨灭的深远意义。

二、民族药资源现状

（一）民族药资源特点

1. 资源物种的地域化特点明显

我国的各少数民族聚居地主要分布在华中、华东地区以外，包括藏族为主的青藏高原地区、维吾尔族为主的西部荒漠和平原、蒙古族为主的北部草原。其他各少数民族多分布于云南、贵州、广西、海南、东北边缘的山地以及横断山脉高山峡谷。这些不同种类的地区囊括了多种生态环境，几乎包含了我国所有植物区系的成分，因而药物资源极其丰富，药物种类多种多样。而各少数民族大多习惯于就地取药，利用当地的植物、动物、矿物等药物资源，故各民族的药物地域性明显，药物差异主要为地域环境的不同导致。如维吾尔族的道地药材中带有明显的荒漠物种特点，而藏药的 70%则来源于高原分布的物种。虽然各民族药与汉方药之间有部分共通药物，其中有些药只是不同民族的称呼不同，但这些药仅为少数广布种，其仅在生态环境和地理位置较近的地区有交叉，且环境差异会导致这些广布种成分含量的变化。

2. 资源物种数量及蕴藏量各有特色

因地形地貌、生态类型、生物多样性等地域性差异而直接致使各民族药物的种类和蕴藏量产生巨大差异。如前所述，维吾尔族分布于西部荒漠地带，其民族药物中完全产于本地的药物仅占该民族药物总量的 27%，其主要原因便是西部地区物种数量及资源蕴藏量均较少。以高山峡谷为主的云贵高原和湘西、鄂西地区具有极其丰富的生态系统，生物多样性十分可观，因而具备大量可供民族医药使用的动物、植物以及矿物资源。但由于少数民族众多、分布区域狭窄，故而单品种数量则相对较小。在蒙古族活跃的内蒙古高原地区，平原广布、生态环境较好，面积广阔，因此蒙药资源物种数量十分稀少，远不及云贵高原丰富，但单品种蕴藏量则较大。青藏高原作为藏族人民的主要分布地区，不仅具有内蒙古高原般辽阔的地域，同时兼备地形变化大、海拔高等特点，因此，藏族药资源的物种数量和单品种蕴藏量都极为丰富，其特有的高原型矿物、动物和佛教尊崇的珍宝类药材被当地人民广泛使用。

3. 药材生产主要来自野生采集

在过去的历史中，部分少数民族的农耕文化不够发达，且医疗研究以个体行医为主，多数药物均采用野生采集的方式获得。在治疗病人、使用药物的过程中，仅三七、人参、当归、槟榔等药物因需求量大且天然资源不足而人工种植，具有较长的栽培生产历史。部分经成分检验、临床使用确证有确切疗效的药用植物已被大量栽培。这类药物中较典型的包括冬虫夏草、甘草、锁阳、灯重楼、盏细辛、肉苁蓉、独一味、麻黄、川贝母、波棱瓜、藏茵陈、翼首草、雪莲花、伊贝母、桃儿七、红景天等。

4. 资源利用的差异性显著

资源利用的差异主要表现在两个方面，一是基源相同但药用部位不同，二是同种药物在临床应用上的应用形式不同。在利用形式上，由于云、桂、黔、海南等地气候温暖、植物生长茂盛，人们多采集新鲜药材使用；而在西部荒漠、青藏高原、内蒙古高原等地，气候不适宜部分药用植物大量生长和保鲜，故多使用干燥药材，同时制成散、丸、酒剂等不同制剂使之便于携带，满足人员流动性大的需要。例如，西藏地区的临床治疗中多使用散剂、丸剂的复方制剂，有时则直接将单味药材研磨炮制成粉末，使用时再进行配伍。仁青常觉丸、石松丸、七十味珍珠丸等大量药效明确、作用显著的名贵成药制剂就是长期使用这种用药方式形成的。除了地域气候等天然环境的差异，各民族的历史文化、风俗习惯的不同也间接导致药物剂型和用法用量的差异。这既体现了各民族医药的特色，也体现出各民族药资源可持续发展的宝贵。

（二）民族医药理论研究现状

中国 55 个少数民族中，具备自己独特医药理论体系的仅有藏、蒙、维、傣、瑶 5 个民族。应用最广泛、影响最大的藏医药以其独特的理论阐明了药物的性能及规律。在藏族医药学中，疾病被归纳为相当于中医热证的"赤巴"和相当于中医寒证的"隆、培根"，具体又可分为二十种属性。对应于这两类疾病，藏药分为"热性"和"寒性"两大类，具有六味、八性、十七种功效。蒙药也具备独特的药物理论体系，如"五元学说""七元三秽学说""阴阳学说""三素学说"等。蒙药据此将药物归为重、钝、轻、糙、腻、寒、锐、热等八种效能，即其性味八能，药性可分为降或升，基本药味分为甘、苦、辛、酸、涩、咸。蒙医提出了"药物转化学说"以图全面解释药物作用原理，它解释了药物在体内的复杂反应过程。除了这两大类药物原理外，还有维吾尔族药的"米扎吉学说""艾尔康学说""艾扎学说""合力提学说"以及傣药的"五蕴学说""四塔学说"。

除了上述五大民族药以外，还有一些民族的医药学有其鲜明的民族特色。例如，畲族医药学具有其独特的疾病分类方法和疾病观，遵循"热者寒之，寒者热之"的基本法则，认为人的生命由心、肝、脾、肺、胆、肾六脏的神来主宰，简称为"六神"。畲医临床多以新鲜植物入药，另以动物脏器配伍使用。用药时药剂量大，且讲究服药时间与禁忌。侗医认为药有六性，包括散、退、补、热、凉、收，药味则分为香、淡、甜、酸、涩、苦六味，依据经验再辅以秘方。苗医用药多以经验为主，讲究内治法，强调冷病热药治，热病冷药治，虚病则使用补药，酸、辛、涩的为归冷药，药味香、辣、甘、麻的为归热药。而布依族的内治法强调根据病症寒、热、虚、实的不同用药；药性分凉性、热性及有毒、无毒；用热药散寒、用凉性药清热；用药讲究"配头"。这些民族医药知识理论还亟待整理以形成完备的体系。

（三）民族药资源现状

早在 20 世纪 80 年代，卫生部就下达了民族药调查整理的科研项目。作为全国性的民族药的资源调查，云南省药品检验所和卫生部药品生物制品检定所带头执行，组织使用民族药较多的 16 个省区药检机构开展全国民族药的普查和复查工作。除此之外，各省区在完成各类科研项目、完成医药学前沿课题的同时也进行了大量的民族药资源研究工作。在国家和地方政府的重视和大力扶持下，民族医药的资源分布和使用情况得以系统研究，民族药的科学研究也取得了大量的成果。这在极大程度上推动了现代民族药的理论实践发展，并为传统中医药提供更多参考。

经过长达 20 多年的发展，国内的民族医药研究机构已达到近 20 所，近 10 年中发表的关于民族医药研究的论文超过 2000 篇。关于民族药的专著涉及范围广泛，包括了民族医学的诊疗手段、民族药的炮制技术、药理研究、资源调查、产品开发及制药工艺技术改进等多个方面。通过现代医学技术和理论，民族药在临床疾病防治上的应用得到极大提升，一大批具有特色、疗效确切的民族药新药产品和传统经典成药被发掘出来并进入市场，完成产品的二次开发。

依照政策及各民族医药工作者的独立研究，部分植物的基原已调查清楚，如藏药：细花滇紫草（*Onosma hookeri*）、粗茎龙胆（*Gentiana crassicaulis*，别名粗茎秦艽）、西藏龙胆（*Gentiana tibetica*，别名西藏秦艽）；维药：沙枣（*Elaeagnus angustifolia* L.）、巴旦杏（*Amygdalus communis* L.）等。另有一些长期使用的民族药用植物，它们大多以民族语言或地方名相称，有些尚未考证，如彝药七叶莲、地黄连，傣药"亚乎奴"，维药驱红斑鸠、一枝蒿、阿里红，藏药矮莨菪、獐牙菜、虎耳草、珠子参等。

（四）民族医药产业

由于成药品种复杂，民族药的生产企业难以准确界定和统计，目前能够确认的民族药制药厂仅有西藏藏药厂、奇正（西藏）、三普、金诃、神奇、大地（青海）益康（贵州）等企业。20 世纪 90 年代曾颁布维、藏、苗、蒙药的药物标准，其中收载的成药数量为 906 个，涉及 9 个省区的 156 个企业。据此推测，全国涉及民族药物生产的企业数量在 200 家以上，拥有成药品种数量在 1000 个以上。藏、蒙、维、苗药作为具备完整体系的药物已形成大规模的工业生产，在西藏、云南、贵州、广西、青海等民族地区，民族医药产业已成为地方经济发展的重要支柱。据不完全统计，1999 年国内藏药生产企业仅 34 家，而目前数量已超过 70 多家，生产成药 300 多个品种，其中约 130 个品种获得国家批文，年产量达到 1500 t，总产值近 5 亿元；作为苗医药主要省区，贵州省苗药制药企业数量也已超过 70 家，其中近 160 个成药被收载为国家标准，市场产值已占该省医药工业总产值的 41%以上。

三、民族药现存问题

（一）缺少对民族药资源的保护

民族药资源属于可再生资源，但由于在发展过程中缺少有效的保护，药物资源有所减少。其原因一方面在于人类的过度开采、过度放牧对环境的破坏。过去几十年间，中国医药行业为了寻求突破，提高发展速度，进行了大量药物资源采集。科研工作缺乏自我约束，药物采集缺乏节制。而部分民族药采用野生采摘方式获得，缺少人工培植，这使药物资源十分珍稀。大规模采集破坏了不少动植物环境，使生物多样性遭受损伤。例如，在提取分离紫杉醇的初期阶段，人们大量采集野生红豆杉树皮，导致红豆杉数量锐减。另一方面，中药、民族药资源曾长时间缺乏主管部门负责管理，规范性政策和体制也不够完善，从而导致药物资源保护处于空白阶段。这不仅仅有悖于国家的战略规划和领导协调，同时也在很大程度上妨碍了医药资源的持续发展和应用。缺乏保护除了会造成资源的直接破坏，又会间接导致基础研究困难，数据调查不清等问题。最后，栖息环境变化、全球气候变暖等自然因素共同作用也导致了药用植物的生存受到严重威胁。

（二）理论依据良莠不齐

1. 文献不足

虽然现代民族药著作越来越多且规范性更强，但总体来说对药物资源的掌握还比较粗略。由于文献不足，记录混乱，民族药资源状况难以准确掌握。藏、蒙、维等个别少数民族拥有本民族文字，且历史积累久远，故其医药理论和经验得以记录保存。但很多民族医药专著中的药名多使用地方性称呼，部分药物甚至只有动植物或矿物名称，且有不少与传统中医药交叉，因此难以考证。另有部分民族药著作主要依据传统中药资料及其他资料，融合地方药物资源特色而完成，并不具备独特的民族药物理论，故不可选做民族药。由于以上诸多原因，不同民族药著作的统计数据与实际情况或许存在较大出入。曾有文献记载，我国民族药品种数达到 8000 余种，在我国中草药资源中占比达 85%；另据《中国民族药志要》记载，我国民族药种类约为 5500 种，涉及我国的 47 个民族。但由于各民族记载的规范性差异以及与中药之间的交叉，各类民族药资源情况很难准确判断。

除了历史原因外，由于民族药材多为野生采集，且缺乏系统划分和研究，故药物名称、基原混乱，不同民族对药物的使用情况也存在差异。由此直接导致的结果就是药物名称考证困难，文献交叉繁杂。某些同属植物，不同民族将其称为同种药材使用，甚至完全不同的植物也存在同名现象。尽管此类问题严重妨碍民族药研究工作，由于民族药研究人才与理论缺乏、研究跨度较大等诸多方面的原因，民族药物的资源研究还仅处于对药物资源、种类的初步调查、归纳总结的层面，民族药物的市场展开、临床应用统计等并未得出细致结论，质量研究、成分分析和药理活性也只在已掌握的资源范围内初步展开。

2. 系统临床调查匮乏

不少民族的药物著作仅用于临床诊治时的参考，并未及时更新换代，以致著作记载和现代临床使用、市场流通存在较大差异。其主要原因在于民族治疗多为个体医者诊治，很少存在群体系统研究及大规模临床调查。

3. 各民族的医药理论水平差异

现存的诸多民族药专著对药物功效记载不全，临床应用更是缺乏实际基础调查，从而使民族药物理论缺乏特色。在历史的不断演进中，各民族文化交融，医药理论互通互鉴，因此上述现象也属正常。但部分情况应当着重区别：① 个别民族的药物具有较长的吸收借鉴历史，在这一过程中已融入足够的本民族文化和理论，因而具备足够的民族特色，应当重点关注，努力发掘；② 部分民族药理论形成较晚，且多借鉴其他民族药物理论体系，因此不具有足够的本民族特色，不能泛泛收载，滥竽充数。在现代民族医药著作研究时，我们应当重视民族理论特色，加强"文化属性"的挖掘。

（三）质量标准不完善

我国法定质量标准体系分为《药典》《部颁标准》和《地方药材标准》三级，而民族药的质量标准主要为《中华人民共和国卫生部药品标准》。在各级标准中，民族药的收载越来越多，《药典》增加收载的药物中也包括不少传统民族药。经不完全统计，各类标准共计收载民族药材 300 多种。部分民族药，如傣药和彝药等也在完善理论、编写标准。但由于民族药的生药学、药理学、化学等基础理论尚不完善，仅少数与传统中药交叉或近年新开发的药物具有较完善的鉴定及测量标准，其他收载的药物大多仅有"性状""鉴别"项规定，标准极不完善。

四、民族药问题的对策

（一）民族药物资源的保护

药用植物、动物资源的耗竭是医药发展中必须解决的首要问题。传统药都来自动物和植物，绝大部分是野生资源。据不完全统计，全世界现存的药用植物多达 24800 余种，而中国拥有的药用植物就占到 12000 余种，其中濒危药用植物约 900 种，近危药用植物 500～3000 种。虽然近年来国内外科研工作越来越重视物种保护，但目前，药用植物数量衰减的趋势并未得到逆转。照此形势，至 2040 年左右全世界将有近半数的药用植物到达濒危级别。此外，若将生长周期长、产量低的民族药推广至市场，那么将会加速资源的消耗。因此，必须采取有效措施对药物资源进行保护。

另外，节约环境和保护资源已经成为全球性的主题，保护中国传统民族医药资源是大势所趋。在科学文化交流越加频繁的今天，重点利用我国传统医药资源、保护和发挥民族药特殊优势既是对中国传统医药的传承，也为未来医药发展提供新的思路。只有在资源持续发展的情景之下，民族药才能得到长久发展，才能与现代医药学结合推动行业发展。因此，更应当重视传统中医药和民族药物，积极做好药物资源保护工作。

对于传统中医药和民族药，科研工作者应当对产业化的药物资源进行深入调查。这一方面需要控制药品采摘规模，另一方面也要对产业基地的选择、环境友好性做好控制和规划。传统中药以及民族药材生产质量管理规范（GAP）的发展必须建立在资源的可持续发展基础上。

就地区性而言，西部地区的特殊环境造就了独特的民族药，虽然该区域的部分药物依然需要进一步理论研究，但不可否认其具备独特的临床效用。对西部地区的药物资源应给予高度重视，加强西部地区民族医药资源的可持续发展系统，积极开展民族药资源保护工程，合理利用民族药资源和发展道地药材，结合基础研究推动药物产业，使药物资源既得到充分利用和发展，又保持可持续地开发与研究。

保护工作还需要保护生态环境与科学种植相结合。为了保护药物资源的多样性，种植不能采取简单的单一品种栽培，而要进行系统交叉的培育，可以通过建立民族药物现代化生产基地来进行药物生产。规范化、现代化的种植生产体系，可以更好地保护药物资源。中药现代化生产基地将为药材的生产与发展开辟一条规范、规模、高效、可持续的发展道路，可以作为成功经验在民族药保护和现代化种植中推广。

（二）理论研究

目前对于民族药的理论研究尚不彻底，科学研究缺乏系统性。针对这些问题，我们在研究时应注重"系统性""可溯源性"和"现实性"，即从实际出发，系统研究药物药理及成分，追根溯源以至实用，使民族医药更符合现代医学规范。系统化地研究民族药物并应做到以下几点：① 民族药临床使用及市场流通商品药材状况的调查；② 大宗常用民族药品种的资源调查；③ 民族药品种整理；④ 质量标准研究；⑤ 民族药与中药资源的可持续发展研究。

针对单方入药的民族药应用形式，应按照药品注册要求，开发具有自主知识产权的新药。在这一方面重点关注的药物包括以下几种：① 有开发应用前景、疗效确切安全、资源丰富的民族药材品种；② 新发现的药材及其制剂；③ 新的药材代用品；④ 药材新的药用部位及其制剂等。

（三）加强民族药的知识产权保护

由于我国民族药物的独特疗效，部分西方国家长期关注我国的民族药发展情况，并注册了多种我国民族药品种。同时，部分研究者和机构通过联合研究、学术交流等方式收集民族药信息，致使多种我国独有的民族药成为国外品牌。虽然我国民族药资源丰富，但普通民众对知识产权，尤其是医药资源、技术产权的保护意识还十分薄弱，而专业的药物科研单位对民族药物研究的投入有十分有限，这就使得保护知识产权变得更加困难。据不完全统计，西藏地区藏药的生产厂家有20余家，但是具备知识产权管理单位的厂家仅3家。面对这一问题，我国应大力促进民族药理论研究，提高民族药基础上的新药研发能力，加强传统医药的知识产权保护。

另一方面，对于独特的民族药物，我国尚未设立系统完善的产权保护法律法规。虽然药学工作者已开始用现代药学理论研究民族药，但民族药与现代医药学还存在差异，不能完全用现代医药法律法规来保护民族药。因此，我国需要针对现状，出台更多有效的产权保护体制，在政策与制度上为产权保护提供帮助。同时，加快建立现代化的药物资源数据库与监管体系。

第二节　环境对医药发展的影响

医药产业是"朝阳产业"，它的健康发展关系国计民生和国家安危。世界各国都非常重视本国医药产业的发展。药品是一种特殊的商品，是人类防病治病、健康生活不可缺少的物质，药品质量的好坏与人类的健康和生命都直接相关。因此医药卫生事业关系千家万户的幸福，是重大的民生问题，其发展的好坏和快慢将直接影响到国民的健康保障和生活质量。有鉴于医药行业的特殊地位和重要地位，世界各国对国内医药行业都非常重视。我国自改革开放以来，经济的快速发展令世界瞩目，医药行业也随之蓬勃发展，呈现出良好的发展势头，医药行业的GDP增速始终高于全国GDP增速；医药行业的研发活动也越来越重要，药品研发不只是企业创新的活力，生存的动力，也是一个医药制造企业，尤其是研发型医药制造企业的生存之本。医药行业在快速发展的同时也暴露出了很多的问题和发展困境，市场的竞争程度、市场需求的变化、筹资环境、外商直接投资（FDI）、产业集聚等都在明显地影响我国医药制造企业的研发。

我国国内医药市场需求容量和国际医药市场的形势一样，也在不断扩大。尤其自改革开放以来，我国居民的生活水平不断提高，消费需求逐步增长，医药行业得到了快速发展，产品研发能力逐渐增强，产业体系也日趋完善、健全，医药企业规模在逐步集中扩大，经营管理制度得到不断完善。医药产业是世界经济中最具活力的产业之一，它既是一个资金密集型的产业，也是一个技术密集型的产业，是一个技术与资金兼备密集的产业。与人类社会的发展相适应，医药行业具体到新药研发方面，都得到了健康、长足的进步。但同时，我国医药制造企业也在全球医药行业快速发展的同时，暴露出了严重阻碍行业发展的问题：规模效应尚未真正形成，存在于企业中的低水平、重复性研发现象比较严重；医药制造企业普遍规模较小、而数量却较多，行业集中度低、研发能力弱，不能发挥出企业的规模效应。并且，由于缺乏较为统一的政策规制和规范的行业标准，导致医药制造企业良莠不齐，甚至一些没有或缺乏责任心的企业生产假劣药品，扰乱我国的医药市场。

医药制造企业的创新动力，受到企业研发内部战略选择、制订以及外部环境因素的内外双重影响，医药企业的宏观环境主要包括以下七个方面。

一、人口环境

人口环境是指人口的规模、密度、地理分布、年龄、性别、家庭、民族类别、职业以及其他有关情况。医药市场是由具有购买欲望与购买能力的人所构成的，人口环境的变化，将对市场规模产生直接的影响，从而对医药企业产生影响。

（一）人口数量

人口数量在发病率和收入一定的条件下，人口数量的多少，决定了医药市场容量的大小。一个医药企业判断一个地区或国家市场规模的时候，首先应从该地区或国家的人口数量入手进行分析，在发病率一定的条件下，人口越多，则患某种疾病的人数就越多，该市场的规模就越大；反之人口越少，则医药市场的规模就越小。

（二）人口构成

人口构成包括自然构成和社会构成。前者如性别结构、年龄结构，后者如民族构成、职业构成、受教育程度等，在这些因素方面存在差异的消费者势必会产生不同的消费需求和方式，形成各具特色的消费群体，从而给企业营销带来或多或少的影响。

1. 年龄结构

年龄层次不同的人，对医药市场的需求有着很大的不同。如中老年市场对药品的需求主要集中在心脑血管系统的疾病，对保健食品的需求集中在抗衰老、益寿延年等方面。由于推行"一对夫妇只要一个孩子"的政策，中国也很快会成为老龄化国家，因此，努力开发满足老年人治疗、保健所需要的药品，是医药企业发展的一个重要良机。

2. 人口性别

不同的性别对医药市场的需求也有着明显的差别。不同的性别有着不同的生理特点，也就产生了某种性别所特有的疾病及需求，如在保健食品市场，男性需要壮阳类的保健食品，而女性则更需要健美（减肥、美容）类的保健食品。

3. 人口的地理分布

农村与城市、东部与西部、南方与北方、热带与寒带、山区与平原等不同地理环境的人口由于自然条件、经济、生活习惯等差异，其消费需求方面有着显著差异，导致对医药市场需求的种类和数量的不同。这就要求企业根据不同地域的消费差别，提供不同的产品和服务。

二、经济环境

经济环境是影响企业市场营销活动的主要因素，它主要包括经济发展阶段、地区发展状况、货币流通状况、收入因素及消费结构。医药企业经济环境主要是指社会购买力。影响社会购买力水平的因素主要有消费者的收入、消费者支出等因素，消费者的收入水平是影响医药企业市场营销的最重要的因素。

1. 消费者收入

消费者收入主要指消费者个人从各种来源所得到的货币收入，通常包括个人的工资、奖金、其他劳动收入、退休金、红利、馈赠、出租收入等。消费者收入的多少不仅决定着消费者市场购买力水平的高低，而且直接影响着消费者的支出行为模式。消费者收入可分为个人可支配收入和可任意支配收入，其中，可任意支配收入的多少是消费者需求变化的最活跃因素，这部分收入越多，消费者购买力就越强，医药企业营销的机会也就越多。

2. 消费者支出

消费者支出主要指消费者支出结构模式的变化对医药市场营销的影响。居民个人收入与消费之间存在着函数关系，对此，德国统计学家恩斯特·恩格尔提出了著名的"恩格尔定律"。定律中表明食物支出所占比重越小，恩格尔系数越小，表明生活质量越高；反之，生活质量越低。应当指出，恩格尔系数受诸多因素的影响，因此，各个国家的恩格尔系数并无可比性。近年来，中国消费者的支出中，有越来越多的资金投向了储蓄、证券投资等方面，其目的是为今后子女上学、购买住房及大件用品做准备。在消费者收入一定时，这种支出会使得一定时期内的社会购买力下降，从而在一定程度上影响了医药企业的销售量。因此，医药企业的市场营销人员要对某一地区消费者的收入与支出有一个较为全面的了解，才有可能正确指导企业的市场活动。

三、政治法律环境

政治法律环境主要是指国家的政治变动引起经济势态的变化及政府通过法律手段和各种经济政策来干预社会的经济生活。它往往是企业市场活动必须遵循的准则。医药企业的营销活动是整个社会经济活动的组成部分，不可避免地受到政治法律环境的影响和制约。从国内看，主要指国家的方针、政策、法令、法规及其调整变化对医药行业和医药市场的影响。从国际看，主要是指国际惯例、国际法以及政治权力与政治冲突对医药企业营销活动的影响。

（一）政治因素

1. 政治体制和经济管理体制

从宏观角度来看，与医药企业密切相关的突出问题在于政府机构是否精简，政府行为是否规范，是否能够切实为企业发展保驾护航，是否能够实现政企分开。随着中国经济体制、政治体制改革的逐步深入，中国医药企业将在一个更为开放、民主、法制化的政治环境中运行。

2. 政府的方针政策

国家的方针、政策可引导市场的需求，改变资源的供应，影响生产条件、产品质量，如公费医疗制度的改革，就会鼓励或限制某些医药企业的生产和销售。就中国当前医药市场的总体情况来看，政府的政策突出体现在进一步整顿市场，建立合理公平的竞争机制，规范企业经营行为，打击药品商业贿赂等方面。值得注意的是：方针政策具有可变性，会随着世界政治经济形势的变化而不断做出调整，企业只有密切关注方针政策变动的趋势，才能够不断迎合市场环境变化，获得成功发展。

（二）法律因素

法律是任何一个国家政治力量强制性的一种表现。对医药企业营销活动产生影响的法律法规主要有三方面：一是有关经济方面的法律，如《合同法》《公司法》《商标法》《专利法》《广告法》《反不正当竞争法》《证券法》《票据法》《进出口商品检验法》《消费者权益保护法》等；二是有关药品生产、销售的法律法规，如已出台的《药品管理法》《药品零售连锁企业有关规定》《药品经营质量管理规范》《医疗广告管理办法》《进口药品管理办法》等和即将出台的《精神卫生法》《医疗事故处理法》《中医药法》《国境卫生检疫法》《初级卫生保健法》等；三是有关对患者利益进行保护的法律法规，如《产品质量法》《药品不良反应监测管理办法（试行）》等。

中国现在的法律环境正在日趋完善和健全，每一项新的法律、法规的颁布实施，或者原有法律、法规的修改，都会对医药企业的营销活动带来影响。医药企业应该严格遵守相关的法律法规，密切关注法律环境的变化，根据变化及时调整自己的营销战略和策略。

四、科学技术环境

科学技术是企业将自然资源转化为符合人们需要的物品的基本手段，是第一生产力。作为营销环境的一部分，科学技术环境不仅直接影响医药企业内部的生产和经营，还同时与其他环境因素互相依赖，相互作用，特别与经济环境、文化环境的关系更紧密。尤其是新技术革命，既给医药企业的市场营销不断造就机会，又带来新的威胁。如果企业不及时跟上科学技术的发展，就有可能被淘汰。医药企业必须注意了解新技术，学习和掌握对医药行业直接产生影响的新技术，用好新技术这种"加速的推动力"，生产出更多

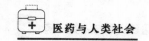

疗效更好的药品来满足消费者的需求。

（一）新技术引起的医药企业经营管理的变化

新技术革命为医药企业的高效率管理提供了物质基础，并迫使企业转变传统的管理观念。目前，许多医药企业都在使用计算机进行管理，江中制药不仅采用了计算机管理，还购买使用美国企业的软件。许多医药企业给销售员配备了笔记本电脑，使得企业随时都可掌握全国的销售情况。由于采用了微机管理，大大减少了财务人员、销售内勤等，提高了医药企业经营管理的效率。在医药物流方面，由于先进技术的引进，比如电子分销、计算机全程控制配送中心、条形码自动识别系统、客户管理数据库、利用电子数据交换系统进行订单处理和公路运输的卫星追踪等，使得不少医药企业物流工作的效率大大提高，销售范围不断扩大，不仅节省了大量的人力，而且费用也有了明显下降。

（二）新技术引起的医药企业市场营销策略的变化

1. 产品策略的变化

科学技术的迅速发展，对医药新产品的研制起了极大的推动作用。如药品资源从野生、栽培发展到组织培养，使得药品生产资源更加丰富，质量更加稳定。药品粉针剂、喷雾剂、微囊的开发，使得中成药起效更快，刺激性更小。因此，医药企业营销人员必须不断寻求新市场，预测新技术，从而开发出更加有效、更加安全、更加方便、价格低廉、质量可控的新药。

2. 价格策略的变化

由于新技术的采用，一方面使医药企业降低产品成本，给价格下调带来了空间；另一方面又使医药企业能够通过信息技术及时了解市场价格走势，从而充分发挥价值规律、供求规律、竞争规律的作用，来制订和修改价格策略。

3. 渠道策略的变化

由于科学技术的迅速发展，人们的消费观念有了很大的变化。随着全球互联网络的建立，网络购物的开通，将部分改变人们现行的到医院诊治疾病，并在医院或药店购药的习惯做法。人们如果想治病，可以在家通过网络，请自己选定的专家进行远程诊断、治疗，通过网络将医生开的处方转到药店，再输入自己银行存款账户号码，很快就能收到药店送来的药品。因此，医药营销应随之对营销渠道的策略加以研究及改变。

4. 促销策略的变化

科学技术对促销策略的最主要影响是广告媒体的多样化，尤其是互联网络的建立和多媒体技术的运用，使得广告宣传有可能克服传统广告只能单向传递的弊端，促销成本有可能降得更低，而信息沟通的效率则会进一步提高。

五、自然环境

医药营销的自然环境是指影响医药企业生产和经营的物质因素。自然环境的发展变化会给医药企业造成一些"环境威胁"，或创造一些"市场机会"，所以医药企业要不断分析和认识自然环境变化的趋势，来避免由自然环境带来的威胁，尽可能地抓住自然环境变化所带来的机会。

1. 某些中药资源的紧缺

近年来，随着人民生活水平的提高，"回归自然"的趋势日渐明显，在许多产品方面都追求天然、健康。在医药领域，由于人口迅速增长及许多消费者更加偏爱副作用较小的中成药，对中成药需求有逐渐增长的趋势，中药资源也除了用于医药生产外，还被广泛用于食品、化妆品、杀虫剂、香精等行业，使得某些中药资源紧缺，特别是一些野生动物药材，更为突出。自然界野生中药材的产量远远不能满足人类对中药材的需求，而且，由于各种自然灾害（如旱灾、水灾、病虫害等）对中药材的产量和价格产生了巨大的影响，从而对许多制药企业生存和发展构成了严重的威胁。

制药企业面对药材资源的紧缺或涨价，可采取两种对策：一是寻找替代品，如用水牛角代替犀牛角等，或是用人工栽培、饲养、组织培养等方式来代替或弥补野生资源的不足；二是积极开发新药资源以及原有药材的新用途，如海洋药物资源就有极大的开发前景，以满足消费者日益增长的需求。

2. 环境污染日益严重

随着工业化、城镇化的进程，中国的环境污染日趋严重。环境污染不仅严重影响到人们的身体健康、自然生态的平衡，而且严重地影响了药品品质。环境污染问题的严重性，引起了公众和政府对环境保护的关心，政府的干预措施也在逐步加强。这样，使得一些污染较为严重的化学合成药品生产厂家停产、减产或增加治理污染的费用，企业的生存发展遇到危机，但同时，带给了那些拥有环保技术和产品的企业新的市场机会。由于生态平衡被破坏，国家有关部门和社会组织提出"保护大自然"的口号，营销学界也提出了"绿色营销"观念，企业营销活动应该增强自身的社会责任感和使命感，考虑生态平衡的要求，以此确定营销策略。

六、社会文化环境

社会文化是人类在创造物质财富过程中所积累的精神财富的总和，它集中体现了一个国家的文明程度，是人类创造社会历史的发展水平、程度和质量的状态。作为一个社会历史范畴，社会文化的涵盖面很广，主要指一个国家、地区或民族的传统文化，如风俗习惯、道德规范、审美观念、价值观念等。在宏观环境诸多因素中，社会文化环境是较为特殊的一个因素，它不像其他因素那样显而易见，但它却无时不在地影响着医药企业的营销活动。无数事例说明，忽略社会文化环境的医药企业经营活动必然会陷于被动或归于失败。社会文化作为人们一种适合本民族、本地区的是非观念，影响并制约着人们的思想和行为，包括对疾病的看法和治疗行为，这一点在医药市场体现尤为突出，其中比较典型的就是中国传统的中医药。中医药是中华民族传统文化中一颗璀璨的明珠，千百年来为中华民族的繁衍生息做出了不可磨灭的贡献，它与中华民族传统文化观念是一致的。但在国际市场上，对其认识可分为三个层次：一是海外华人，他们既有中华民族传统文化的烙印，又不可避免地受到所在国法律的制约；二是受儒家文化影响较大的亚洲部分国家，他们相对较易接受中药，从而形成一定规模的中药市场；三是欧美国家以及其他一些与中华民族文化有着巨大差异的国家，在接受中药时有相当大的障碍。对于这点，医药企业的营销管理者应有清醒的认识，中药走向世界的任务还相当艰巨。要使中药真正走向欧美等发达国家，必须伴有中医走向世界，没有这个前提，中药走向世界就只能是局部的、个别的。

七、其　他

市场竞争对医药制造企业研发的影响，医药制造业的市场竞争程度是影响企业研发变动的因素之一。产业组织理论认为，在一般条件下，规模越大的企业，面临的市场竞争越缓和。规模越小的企业，它所在的市场竞争越激烈。但是，这个结论忽视了不同规模企业面对不同的市场范围这一事实，中小企业的市场一般局限于国内，大企业的市场范围不仅包括国内市场，也向国际市场拓展。在国际市场上，大企业的竞争对手更多，实力更强。因此，小企业面临的市场竞争最激烈，大企业次之，中型企业面临的市场竞争则比较缓和。

市场需求对医药制造企业研发活动的影响，新产品市场需求的变化是影响医药制造企业研发活动变动的因之一。新产品市场需求直接影响着医药制造企业为追求利润而作的研发努力。我国经济的快速发展提升了人民的生活水平和质量，但相应的饮食结构也发生了变化，高脂肪、高热量的食品被更多的人们所摄入，从而引发了更多的疾病。同时，人口增长、老龄化进程加快、环境问题的加剧以及更为快速的生活节奏也导致了相关疾病谱的快速演变，从而引发了医疗需求的持续变迁。

外部筹资环境对医药制造企业研发的影响，医药制造行业的外部筹资环境变化是影响企业研发变动的因素之一。外部筹资环境的变化会直接关系到医药制造企业进行研发时所能筹集到的资金，从而影响医药制造企业研发能否顺利开展。筹资环境的变化、不同的筹资可能会直接关系企业的研发选择和研发结构。

产业集聚对医药制造企业研发的影响，医药制造行业的产业集聚程度变化是影响企业研发变动的因素之一。产业集聚作为技术产业发展的一个层面，其集聚水平直接影响着企业自主创新能力的提升和高技术产业在国际上的竞争力。产业集聚通过市场规模经济效应、企业间协同合作效应、企业间网络效应和技术学习效应对企业的自主创新研发产生正效应。但产业集聚作为一种有效的发展模式，在促进了产业的迅速成长的同时，它也产生了一系列负面效应：给投入要素市场和产品市场带来拥挤效应、导致在技术创新时高技术企业产生路径依赖，产业的过度集聚带来的不良后果就是高技术产业的产出产品雷同、战略趋同，甚至企业之间恶意竞争，并且造成环境污染和资源浪费。

国外直接投资对医药制造企业研发的影响，医药制造行业国外直接投资是影响医药制造企业研发变动的因素之一。外资在补充国内资金不足方面发挥了积极的作用，并且外资还带来了较为先进的技术和良好的管理经验。但是，外资多来源于发达国家，FDI的流入是外国资本全球化配置资源的需要，并不能自发地完全有益于我国企业的研发活动。并且一些地方盲目追求招商引资，重引资数量而忽视引资质量，经常将劳动密集、自然资源密集、污染密集的产业移入我国，从而导致资源大量消耗和生态环境的巨大破坏，同样不利于外资的可持续性发展。

第三节　创建绿色医药

绿色医学就是自然的，非药物，无任何毒副作用的全科生物医学。它突破了现代医学的框架，超越了现代医学的范围，是一门新兴的边缘学科。当今，人们已经认识到药物对人体的伤害，因此未来医学的发展，将向回归自然的绿色医学方向发展。绿色医学又称自然医学、补充医学、替代医学等，是集按摩、针灸、刮痧、拔罐、脚疗、营养医学、饮食疗法、药膳、冥想、气功、等传统医学和现代医学多功能于一体，独具特色，具有直接性、综合性、整体性、特异性的特点，和超前查病、多病同治，双向调节、排出体内毒素等作用。无药疗法能开发调动激发自身潜能，将人体潜在的自控力和调节力转换为治病的能量去战胜疾病，恢复增强人体生命源（活力）和免疫力，达到祛病延年的目的。

当今世界医药从大体上可划分为三类，可用白、红、绿三种颜色代表。"白色医药"是指以化学药物为主的医药；"红色医药"是指手术、应用血制品等为代表的医药；"绿色医药"是指在传统医药基础上发展起来的自然、无副作用、无污染、无创或微创的医药。白色医药是西方医学防治疾病的主要手段，是从微观角度，分子水平针对导致疾病产生的病因而作的靶向治疗，优点是作用迅速、疗效显著，短时间内能见到明显疗效。绿色医药以传统医药为基础，吸收先进的科技手段，整理出新的认知方法和认知标准，大大提高了疗效。以中医药为代表的绿色医药体系，数千年来为人类的健康做出了不可磨灭的贡献，其诊断、治疗都是以无创、无伤害为原则。服用中药如同在生活中加了一道菜或一碗汤。今天，各国传统医药将被重新认知，如在外科手术方面，"椎间盘转位术"将以可以忽略不计的微小创伤展现出特有的治疗优势和疗效。

绿色医药将是未来医学发展的趋势，人们对医药的观念也将逐渐发生转变。绿色医药所占的比例越大，人类接受治疗时痛苦就越小，费用越少。因此，绿色医药的发展是时代进步的必然结果，经过世界同道的协作和努力，绿色医药有望成为现代医药的主流。当今世界普遍面临能源紧缺、生态环境恶化的问题。保护环境，节约资源，实施可持续发展战略成为 21 世纪最重要的使命之一。实践证明开展绿色供应链管理可以减少环境风险、节约资源、降低成本、提高企业经济效益和环境绩效。制药企业在传统运作模式中不仅要消耗大量资源与能源，同时也对环境造成了严重污染，对其进行绿色供应链管理研究对提高我国医药行业的国际竞争力、保护环境和实施可持续发展战略具有十分重要的意义。在新的历史使命和新的社会环境下，医药企业应改变过去以"高投入、高消耗、高污染"为特征的生产运营模式，利用先进的绿色供应链管理技术，将可持续发展观融入企业的经营理念中，力求节能降耗，生产出环境友好的医药产品，使制药企业的经济效益与社会效益达到平衡。

一、切实提高中医医疗服务能力

1. 完善覆盖城乡的中医医疗服务网络

全面建成以中医类医院为主体、综合医院等其他类别医院中医药科室为骨干、基层医疗卫生机构为基础、中医门诊部和诊所为补充、覆盖城乡的中医医疗服务网络。县级以上地方人民政府要在区域卫生规划中合理配置中医医疗资源，原则上在每个地市级区域、县级区域设置 1 个市办中医类医院、1 个县办中医类医院，在综合医院、妇幼保健机构等非中医类医疗机构设置中医药科室。在乡镇卫生院和社区卫生服务中心建立中医馆、国医堂等中医综合服务区，加强中医药设备配置和中医药人员配备。加强中医医院康复科室建设，支持康复医院设置中医药科室，加强中医康复专业技术人员的配备。

2. 提高中医药防病治病能力

实施中医临床优势培育工程，加强在区域内有影响力、科研实力强的省级或地市级中医医院能力建设。建立中医药参与突发公共事件应急网络和应急救治工作协调机制，提高中医药应急救治和重大传染病防治能力。持续实施基层中医药服务能力提升工程，提高县级中医医院和基层医疗卫生机构中医优势病种诊疗能力、中医药综合服务能力。建立慢性病中医药监测与信息管理制度，推动建立融入中医药内容的社区健康管理模式，开展高危人群中医药健康干预，提升基层中医药健康管理水平。大力发展中医非药物疗法，充分发挥其在常见病、多发病和慢性病防治中的独特作用。建立中医医院与基层医疗卫生机构、疾病预防控制机构分工合作的慢性病综合防治网络和工作机制，加快形成急慢分治的分级诊疗秩序。

3. 促进中西医结合

运用现代科学技术，推进中西医资源整合、优势互补、协同创新。加强中西医结合创新研究平台建设，强化中西医临床协作，开展重大疑难疾病中西医联合攻关，形成独具特色的中西医结合诊疗方案，提高重大疑难疾病、急危重症的临床疗效。探索建立和完善国家重大疑难疾病中西医协作工作机制与模式，提升中西医结合服务能力。积极创造条件建设中西医结合医院。完善中西医结合人才培养政策措施，建立更加完善的西医学习中医制度，鼓励西医离职学习中医，加强高层次中西医结合人才培养。

4. 促进民族医药发展

将民族医药发展纳入民族地区和民族自治地方经济社会发展规划，加强民族医医疗机构建设，支持有条件的民族自治地方举办民族医医院，鼓励民族地区各类医疗卫生机构设立民族医药科，鼓励社会力量举办民族医医院和诊所。加强民族医药传承保护、理论研究和文献的抢救与整理。推进民族药标准建设，提高民族药质量，加大开发推广力度，促进民族药产业发展。

5. 放宽中医药服务准入

改革中医医疗执业人员资格准入、执业范围和执业管理制度，根据执业技能探索实行分类管理，对举办中医诊所的，将依法实施备案制管理。改革传统医学师承和确有专长人员执业资格准入制度，允许取得乡村医生执业证书的中医药一技之长人员在乡镇和村开办中医诊所。鼓励社会力量举办连锁中医医疗机构，对社会资本举办只提供传统中医药服务的中医门诊部、诊所，医疗机构设置规划和区域卫生发展规划不做布局限制，支持有资质的中医专业技术人员特别是名老中医开办中医门诊部、诊所，鼓励药品经营企业举办中医坐堂医诊所。保证社会办和政府办中医医疗机构在准入、执业等方面享有同等权利。

6. 推动"互联网 "中医医疗

大力发展中医远程医疗、移动医疗、智慧医疗等新型医疗服务模式。构建集医学影像、检验报告等健康档案于一体的医疗信息共享服务体系，逐步建立跨医院的中医医疗数据共享交换标准体系。探索互联网延伸医嘱、电子处方等网络中医医疗服务应用。利用移动互联网等信息技术提供在线预约诊疗、候诊提醒、划价缴费、诊疗报告查询、药品配送等便捷服务。

二、大力发展中医养生保健服务

1. 加快中医养生保健服务体系建设

研究制定促进中医养生保健服务发展的政策措施，支持社会力量举办中医养生保健机构，实现集团化发展或连锁化经营。实施中医治未病健康工程，加强中医医院治未病科室建设，为群众提供中医健康咨询评估、干预调理、随访管理等治未病服务，探索融健康文化、健康管理、健康保险于一体的中医健康保障模式。鼓励中医医院、中医医师为中医养生保健机构提供保健咨询、调理和药膳等技术支持。

2. 提升中医养生保健服务能力

鼓励中医医疗机构、养生保健机构走进机关、学校、企业、社区、乡村和家庭，推广普及中医养生保健知识和易于掌握的理疗、推拿等中医养生保健技术与方法。鼓励中医药机构充分利用生物、仿生、智能等现代科学技术，研发一批保健食品、保健用品和保健器械器材。加快中医治未病技术体系与产业体系建设。推广融入中医治未病理念的健康工作和生活方式。

3. 发展中医药健康养老服务

推动中医药与养老融合发展，促进中医医疗资源进入养老机构、社区和居民家庭。支持养老机构与中医医疗机构合作，建立快速就诊绿色通道，鼓励中医医疗机构面向老年人群开展上门诊视、健康查体、保健咨询等服务。鼓励中医医师在养老机构提供保健咨询和调理服务。鼓励社会资本新建以中医药健康养老为主的护理院、疗养院，探索设立中医药特色医养结合机构，建设一批医养结合示范基地。

4. 发展中医药健康旅游服务

推动中医药健康服务与旅游产业有机融合，发展以中医药文化传播和体验为主题，融中医疗养、康复、养生、文化传播、商务会展、中药材科考与旅游于一体的中医药健康旅游。开发具有地域特色的中医药健康旅游产品和线路，建设一批国家中医药健康旅游示范基地和中医药健康旅游综合体。加强中医药文化旅游商品的开发生产。建立中医药健康旅游标准化体系，推进中医药健康旅游服务标准化和专业化。举办"中国中医药健康旅游年"，支持举办国际性的中医药健康旅游展览、会议和论坛。

三、扎实推进中医药继承

1. 加强中医药理论方法继承

实施中医药传承工程，全面系统继承历代各家学术理论、流派及学说，全面系统继承当代名老中医药专家学术思想和临床诊疗经验，总结中医优势病种临床基本诊疗规律。将中医古籍文献的整理纳入国家中华典籍整理工程，开展中医古籍文献资源普查，抢救濒临失传的珍稀与珍贵古籍文献，推动中医古籍数字化，编撰出版《中华医藏》，加强海外中医古籍影印和回归工作。

2. 加强中医药传统知识保护与技术挖掘

建立中医药传统知识保护数据库、保护名录和保护制度。加强中医临床诊疗技术、养生保健技术、康复技术筛选，完善中医医疗技术目录及技术操作规范。加强对传统制药、鉴定、炮制技术及老药工经验的继承应用。开展对中医药民间特色诊疗技术的调查、挖掘整理、研究评价及推广应用。加强对中医药百年老字号的保护。

3. 强化中医药师承教育

建立中医药师承教育培养体系，将师承教育全面融入院校教育、毕业后教育和继续教育。鼓励医疗机构发展师承教育，实现师承教育常态化和制度化。建立传统中医师管理制度。加强名老中医药专家传承工作室建设，吸引、鼓励名老中医药专家和长期服务基层的中医药专家通过师承模式培养多层次的中医药骨干人才。

四、着力推进中医药创新

1. 健全中医药协同创新体系

健全以国家和省级中医药科研机构为核心，以高等院校、医疗机构和企业为主体，以中医科学研究基地（平台）为支撑，多学科、跨部门共同参与的中医药协同创新体制机制，完善中医药领域科技布局。统筹利用相关科技计划（专项、基金等），支持中医药相关科技创新工作，促进中医药科技创新能力提升，加快形成自主知识产权，促进创新成果的知识产权化、商品化和产业化。

2. 加强中医药科学研究

运用现代科学技术和传统中医药研究方法，深化中医基础理论、辨证论治方法研究，开展经穴特异性及针灸治疗机理、中药药性理论、方剂配伍理论、中药复方药效物质基础和作用机理等研究，建立概念明确、结构合理的理论框架体系。加强对重大疑难疾病、重大传染病防治的联合攻关和对常见病、多发病、慢性病的中医药防治研究，形成一批防治重大疾病和治未病的重大产品和技术成果。综合运用现代科技手段，开发一批基于中医理论的诊疗仪器与设备。探索适合中药特点的新药开发新模式，推动重大新药创制。鼓励基于经典名方、医疗机构中药制剂等的中药新药研发。针对疾病新的药物靶标，在中药资源中寻找新的候选药物。

3. 完善中医药科研评价体系

建立和完善符合中医药特点的科研评价标准和体系，研究完善有利于中医药创新的激励政策。通过同行评议和引进第三方评估，提高项目管理效率和研究水平。不断提高中医药科研成果转化效率。开展中医临床疗效评价与转化应用研究，建立符合中医药特点的疗效评价体系。

五、全面提升中药产业发展水平

1. 加强中药资源保护利用

实施野生中药材资源保护工程，完善中药材资源分级保护、野生中药材物种分级保护制度，建立濒危野生药用动植物保护区、野生中药材资源培育基地和濒危稀缺中药材种植养殖基地，加强珍稀濒危野生药用动植物保护、繁育研究。建立国家级药用动植物种质资源库。建立普查和动态监测相结合的中药材资源调查制度。在国家医药储备中，进一步完善中药材及中药饮片储备。鼓励社会力量投资建立中药材科技园、博物馆和药用动植物园等保育基地。探索荒漠化地区中药材种植生态经济示范区建设。

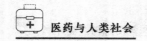
2. 推进中药材规范化种植养殖

制订中药材主产区种植区域规划。制订国家道地药材目录，加强道地药材良种繁育基地和规范化种植养殖基地建设。促进中药材种植养殖业绿色发展，制定中药材种植养殖、采集、储藏技术标准，加强对中药材种植养殖的科学引导，大力发展中药材种植养殖专业合作社和合作联社，提高规模化、规范化水平。支持发展中药材生产保险。建立完善中药材原产地标记制度。实施贫困地区中药材产业推进行动，引导贫困户以多种方式参与中药材生产，推进精准扶贫。

3. 促进中药工业转型升级

推进中药工业数字化、网络化、智能化建设，加强技术集成和工艺创新，提升中药装备制造水平，加速中药生产工艺、流程的标准化、现代化，提升中药工业知识产权运用能力，逐步形成大型中药企业集团和产业集群。以中药现代化科技产业基地为依托，实施中医药大健康产业科技创业者行动，促进中药一二三产业融合发展。开展中成药上市后再评价，加大中成药二次开发力度，开展大规模、规范化临床试验，培育一批具有国际竞争力的名方大药。开发一批中药制造机械与设备，提高中药制造业技术水平与规模效益。推进实施中药标准化行动计划，构建中药产业全链条的优质产品标准体系。实施中药绿色制造工程，形成门类丰富的新兴绿色产业体系，逐步减少重金属及其化合物等物质的使用量，严格执行《中药类制药工业水污染物排放标准》（GB 21906—2008），建立中药绿色制造体系。

4. 构建现代中药材流通体系

制订中药材流通体系建设规划，建设一批道地药材标准化、集约化、规模化和可追溯的初加工与仓储物流中心，与生产企业供应商管理和质量追溯体系紧密相连。发展中药材电子商务。利用大数据加强中药材生产信息搜集、价格动态监测分析和预测预警。实施中药材质量保障工程，建立中药材生产流通全过程质量管理和质量追溯体系，加强第三方检测平台建设。

六、大力弘扬中医药文化

1. 繁荣发展中医药文化

大力倡导"大医精诚"理念，强化职业道德建设，形成良好行业风尚。实施中医药健康文化素养提升工程，加强中医药文物设施保护和非物质文化遗产传承，推动更多非药物中医诊疗技术列入联合国教科文组织非物质文化遗产名录和国家级非物质文化遗产目录，使更多古代中医典籍进入世界记忆名录。推动中医药文化国际传播，展示中华文化独特魅力，提升我国文化软实力。

2. 发展中医药文化产业

推动中医药与文化产业融合发展，探索将中医药文化纳入文化产业发展规划。创作一批承载中医药文化的创意产品和文化精品。促进中医药与广播影视、新闻出版、数字出版、动漫游戏、旅游餐饮、体育演艺等有效融合，发展新型文化产品和服务。培育一批知名品牌和企业，提升中医药与文化产业融合发展水平。

七、积极推动中医药海外发展

1. 加强中医药对外交流合作

深化与各国政府和世界卫生组织、国际标准化组织等的交流与合作，积极参与国际规则、标准的研究与制定，营造有利于中医药海外发展的国际环境。实施中医药海外发展工程，推动中医药技术、药物、标准和服务走出去，促进国际社会广泛接受中医药。本着政府支持、民间运作、服务当地、互利共赢的原则，探索建设一批中医药海外中心。支持中医药机构全面参与全球中医药各领域合作与竞争，发挥中医药社会组织的作用。在国家援外医疗中进一步增加中医药服务内容。推进多层次的中医药国际教育交流合作，吸引更多的海外留学生来华接受学历教育、非学历教育、短期培训和临床实习，把中医药打造成中外人文交流、民心相通的亮丽名片。

2. 扩大中医药国际贸易

将中医药国际贸易纳入国家对外贸易发展总体战略，构建政策支持体系，突破海外制约中医药对外贸易发展的法律、政策障碍和技术壁垒，加强中医药知识产权国际保护，扩大中医药服务贸易国际市场准入。支持中医药机构参与"一带一路"建设，扩大中医药对外投资和贸易。为中医药服务贸易发展提供全方位公共资源保障。鼓励中医药机构到海外开办中医医院、连锁诊所和中医养生保健机构。扶持中药材海外资源开拓，加强海外中药材生产流通质量管理。鼓励中医药企业走出去，加快打造全产业链服务的跨国公司和知名国际品牌。积极发展入境中医健康旅游，承接中医医疗服务外包，加强中医药服务贸易对外整体宣传和推介。

八、促进中医药发展的保障措施

1. 健全中医药法律体系

推动颁布并实施中医药法，研究制定配套政策法规和部门规章，推动修订执业医师法、药品管理法和医疗机构管理条例、中药品种保护条例等法律法规，进一步完善中医类别执业医师、中医医疗机构分类和管理、中药审批管理、中医药传统知识保护等领域相关法律规定，构建适应中医药发展需要的法律法规体系。指导地方加强中医药立法工作。

2. 完善中医药标准体系

为保障中医药服务质量安全，实施中医药标准化工程，重点开展中医临床诊疗指南、技术操作规范和疗效评价标准的制定、推广与应用。系统开展中医治未病标准、药膳制作标准和中医药保健品标准等研究制定。健全完善中药质量标准体系，加强中药质量管理，重点强化中药炮制、中药鉴定、中药制剂、中药配方颗粒以及道地药材的标准制定与质量管理。加快中药数字化标准及中药材标本建设。加快国内标准向国际标准转化。加强中医药监督体系建设，建立中医药监督信息数据平台。推进中医药认证管理，发挥社会力量的监督作用。

3. 加大中医药政策扶持力度

落实政府对中医药事业的投入政策。改革中医药价格形成机制，合理确定中医医疗服务收费项目和价格，降低中成药虚高药价，破除以药补医机制。继续实施不取消中药饮片加成政策。在国家基本药物目录中进一步增加中成药品种数量，不断提高国家基本药物中成药质量。地方各级政府要在土地利用总体规划和城乡规划中统筹考虑中医药发展需要，扩大中医医疗、养生保健、中医药健康养老服务等用地供给。

4. 加强中医药人才队伍建设

建立健全院校教育、毕业后教育、继续教育有机衔接以及师承教育贯穿始终的中医药人才培养体系。重点培养中医重点学科、重点专科及中医药临床科研领军人才。加强全科医生人才、基层中医药人才以及民族医药、中西医结合等各类专业技能人才培养。开展临床类别医师和乡村医生中医药知识与技能培训。建立中医药职业技能人员系列，合理设置中医药健康服务技能岗位。深化中医药教育改革，建立中医学专业认证制度，探索适应中医医师执业分类管理的人才培养模式，加强一批中医药重点学科建设，鼓励有条件的民族地区和高等院校开办民族医药专业，开展民族医药研究生教育，打造一批世界一流的中医药名校和学科。健全国医大师评选表彰制度，完善中医药人才评价机制。建立吸引、稳定基层中医药人才的保障和长效激励机制。

5. 推进中医药信息化建设

按照健康医疗大数据应用工作部署，在健康中国云服务计划中，加强中医药大数据应用。加强中医医院信息基础设施建设，完善中医医院信息系统。建立对患者处方真实有效性的网络核查机制，实现与人口健康信息纵向贯通、横向互通。完善中医药信息统计制度建设，建立全国中医药综合统计网络直报体系。

九、促进中医药发展的组织实施

1. 加强规划组织实施

进一步完善国家中医药工作部际联席会议制度，由国务院领导同志担任召集人。国家中医药工作部际联席会议办公室要强化统筹协调，研究提出中医药发展具体政策措施，协调解决重大问题，加强对政策落实的指导、督促和检查；要会同相关部门抓紧研究制订本规划纲要实施分工方案，规划建设一批国家中医药综合改革试验区，确保各项措施落到实处。地方各级政府要将中医药工作纳入经济社会发展规划，加强组织领导，健全中医药发展统筹协调机制和工作机制，结合实际制订本规划纲要具体实施方案，完善考核评估和监督检查机制。

2. 健全中医药管理体制

按照中医药治理体系和治理能力现代化要求，创新管理模式，建立健全国家、省、市、县级中医药管理体系，进一步完善领导机制，切实加强中医药管理工作。各相关部门要在职责范围内，加强沟通交流、协调配合，形成共同推进中医药发展的工作合力。

3. 营造良好社会氛围

综合运用广播电视、报刊等传统媒体和数字智能终端、移动终端等新型载体，大力弘扬中医药文化知识，宣传中医药在经济社会发展中的重要地位和作用。推动中医药进校园、进社区、进乡村、进家庭，将中医药基础知识纳入中小学传统文化、生理卫生课程，同时充分发挥社会组织作用，形成全社会"信中医、爱中医、用中医"的浓厚氛围和共同发展中医药的良好格局。

参考文献

[1] 颜承云，谷继伟，宗希明，等. 我国民族药资源概述[J]. 黑龙江医药科学，2003，26（6）：46-47.

[2] 张惠源. 我国中药资源种类[J]. 中国中药杂志，1995，20（7）：387.

[3] 胡世林. 中国地道药材[M]. 哈尔滨：黑龙江科技出版社，1989.

[4] 张鸣皋. 药学发展简史[M]. 北京：中国医药科技出版社，1993.

[5] 赵小芳，郭泉生，杨永建，等. 中国民族植物药研究概述[J]. 卫生职业教育，2010，28（17）：151-154.

[6] 李隆云，次仁巴珠. 藏药资源的开发和利用[J]. 中国中药杂志，2001，26（11）：808.

[7] 金锦，林艳芳. 西双版纳傣族传统医药学研究概况[J]. 中国民族医药杂志，2001，6（1）：3.

[8] 陈伟. 藏药的特点及概况[J]. 中国中药杂志，1990，15（7）：55.

[9] 邹海舰，韦群辉. 民族药野棉花的生药学研究[J]. 云南中医学院学报，2000，23（1）：11.

[10] 钟国跃，王昌华，赵纪峰，等. 民族药资源研究思路与中药资源的可持续利用[J]. 世界科学技术——中医药现代化，2009，11（1）：15-20.

[11] 拉巴次仁，张丹，叶凡，等. 中国民族药产品研究思路探讨[J]. 中国中医药信息杂志，2015，22（1）：1-4.

[12] 冉懋雄. 中药资源保护与可持续发展研究[C]//全国第二届中国甘草学术研讨会暨第二届新疆植物资源开发、利用与保护学术研讨会会议论文摘要集, 2000: 61-64.

[13] 张志义. 浅谈民族药资源的开发与保护[J]. 中国民族民间医药, 2011 (3): 1-2.

[14] 何雁, 刘勇, 罗晓健, 等. 我国民族药发展现状及存在问题[J]. 中草药, 2016, 37 (21): 1915-1916.

[15] 黄福开. 中国民族医药发展现状与多元一体化战略对策[J]. 中南民族大学学报, 2008, 27 (2): 36-39.

[16] 董秀军, 汤少梁. 外部环境因素对我国医药制造企业研发影响的文献综述[J]. 价值工程, 2012, 31 (14): 91-92.

[17] 梅梦良. 绿色医药将是未来医学发展的趋势[J]. 国际中医中药杂志, 2007, 29 (6): 346-346.

第四章 医药人文与社会文化

第一节 文化在人类社会发展中的作用

一、文化的本质

文化寓于人类创造的社会物质和精神财富中，寓于人类社会各种关系交往中，寓于每个社会成员的生产、生活和社会交际的行为之中。所以说，文化是人类社会的复杂现象。当今理论界关于文化的理解，可谓层出不穷，但有一种约定俗成的趋势，即把文化与经济、政治并列使用，共同构成人类社会生活的全部，而与经济、政治并列使用的文化，是狭义的文化，即主要指人类的精神活动及其成果。毛泽东曾用政治、经济之间的关系来解释狭义文化，他指出：一定的文化（当作观念形态的文化）是一定社会的政治和经济的反映，又影响和作用于一定社会的政治和经济。

在近代西方，最具代表性的是德国古典哲学家黑格尔。黑格尔认为，文化是一种形式上的东西，属于思想的形式，黑格尔把文化看成思想或意识形态的形式，在黑格尔的理论中，文化通过对象化才能成为可能，这是一个由人类造就的，并制约着人类的对象世界。

黑格尔之后，西方又一次经历了近代文化学方面的研究热潮。一些思想家开始自觉地研究文化问题，其中文化形态史学家对文化给予了足够的重视，并提出文明形态理论。如德国文化形态史学家斯宾格勒认为，文化是观念的表征，文化就是历史，是与人类存在和发展的各方面都密切相关的历史现象，它体现和担负着人类历史发展和历史创造的目的和要求、成就与命运、价值与选择等。

马克思主义把文化的实质与人的发展统一理解，认为文化的实质即人化，是人类在改造自然、社会和人本身的历史过程中，赋予物质和精神产品的全部总和以及人的行为方式、生活方式以人化的形式的特殊活动。人化不是一个不成不变的静态概念，在任何一个历史阶段，人化始终与文化相依为命，携手共进，人化驱动着文化的提高，文化造就人化的进展。因此，我们说文化就是人类社会发展进步的内燃机，而人类社会的发展进步又为文化注入丰富的燃料。

二、文化的三大形态

文化是人类在实践活动中创造的物质和精神财富的总和，以实践创造活动的类型作为划分文化结构形态的标准，根据这一标准可以划分为三种形态：物质文化，行为文化和精神文化。

1. 物质文化

物质文化是人类改造自然界以满足人类物质需要（衣食住行）的文化产物，它是体现人类劳动的物质产品，是物质文化最本质的内容。物质文化在人类改造过程中很大程度发挥了人的才能的创造性和可能性，它是贯穿和凝结于物质的内部文化，是人在创造物质财富中使自己的知识、经验、理想等客体化的过程。

2. 行为文化

行为文化，又叫制度文化，是由社会活动所创造来满足人类交往需要的文化产物，是人类处理自己与他人、个体与群体之间关系的文化产物。它包括社会的经济制度、婚姻制度、家族制度、政治法律制度、个人对社会事务的参与方式以及人的行为方式等。行为文化是文化中及其重要的方面，是判断一个人掌握文化的程度，它处于物质文化与精神文化之间，既反映物质文化，是精神文化的外在表现，又给予两者强烈的影响。

3. 精神文化

精神文化是由精神生产活动所创造来满足人类精神需要的文化产物，如社会心理、文化心理、社会意识形态等。精神文化具体分为三个层次：上层即意识形态，是理论化、系统化或艺术升华了的社会意识，是整个精神文化的集中表现。中层即观念意绪，是未经理论加工或系统化的大众心理观念，如日常生活观念，道德伦理观念等。深层即心理结构，是长期积累而具有一定系统化的文化心理因素，具有较强的稳定性。

任何一个社会的物质文化、行为文化和精神文化都不是孤立的，它们相互渗透形成一个文化圈，它们的关系又是辩证的，精神文化不仅受物质文化的制约，还受行为文化的规定。

三、文化在人类社会发展中的作用

（一）社会文明的"化人"作用

文化的本质是人化，文化最重要作用之一是"化人"。文化在"化人"的道路上，使人类社会的文明层次不断更新向上，生产力的发展，生产关系的演变，社会形态的更迭等都蕴含着文化"化人"的作用。因此，对于人类，文化的"化人"实际上就是自我规范和自我调控的过程。文化"化人"的方式有以下几种：

1. 器物"化人"

人类创造器物，按器物的标准在不断的交流扩散中改造它，并使人们认识并根据其性能使用。每一件不同的器物循环一次就是一次"化人"的过程。器物无限并不断更新，人类就永远跟随由人类自己创造的器物文化来"化"自己。如从远古时代的器皿到现代社会的电子计算机等，都是如此"化人"的。

2. 职业"化人"

人类为了生存，为了创造更好的生存条件都要从事劳动，社会分工以后，人人都要从事一项或几项职业，当职业的劳动量及成果不能满足要求时，人们便会更新职业或者是改进操作，于是，改革创新和发明就在不同职业中层出不穷。例如，木器职业"化"出了鲁班，医学职业"化"出了张仲景，铁路职业"化"出了詹天佑，桥梁职业"化"出了茅以升等。

3. 符号"化人"

符号是人类创造的传播手段，使人类得到更多的经济信息、行为信息和意识信息，并优选其对自己有利的部分效仿或者思变，从而激发人类的操作和创新。

总之，人类社会就是一所文化大学校，人们无时无刻不在其中自我规范并得到激发，这个无形但有效的"化人"环境塑造着一代又一代人，并由他们创造着一个层次高于一个层次的文明社会。

（二）历史创造的传承作用

文化的起源与发展都是"人化"和"化人"的过程，那么，人类社会的全部历史也就是一部完整的文化史。它是后人创造更高层次文明社会的前提，这是一个螺旋式上升的无限循环过程。由此可见，文化发展的循序渐进，是事物发展内在联系的必然因素，这是传承的内因；人类文化创造的物化和"化人"成果为人类对文化的自觉传承创造了条件，这是外因。外因通过内因起作用，加速着传承的进程和质量，推动着传承对象的发展和质的飞越。自从人类创造了文化，也就开始了有意识的传承，以保证提高文化的延续和发展，这是文化由低级向高级发展的必然规律所决定的。传承主要有以下几方面：

1. 血缘传承

血缘传承是指在血亲内部的文化传承。血亲是具有一定的文化社会性的一类群体，就像没有文化就不具有社会属性的人类不存在一样，没有文化和社会属性的血亲也是不存在的。受生存环境的局限，也是为了求生的需要，血亲文化只能在血亲内部传承。

2. 地缘传承

地缘传承是血缘传承的扩散及居住比较集中的民族传承，它受地域或民族思想、观念、语言、宗教、信仰、艺术、习俗等的影响，如西藏的藏传佛教文化、苗族的鼓社文化、内蒙古的畜牧文化。

3. 师缘传承

师缘传承指不同职业的师徒传承以及学校和培训班的师生传承，职业性的师徒传承主要是操作技术传承，师生传承则依靠符号传承。符号是人类智慧的创造，是人类通过感性实践创造，是文化世界的基本构成要素，由于符号世界的作用，人类历史才得以高速发展。

4. 社会传承

社会传承是指器物传承、符号传承和行为传承等。人们面对世界谋求生存和发展，总会无意识地去认识它，理解它，因此，除了血缘传承、地缘传承和师缘传承外，每个人类社会成员必然会成为社会传承的终身学员，接受师长或社会的文化传承教育。社会传承是文化的"人化"本质决定的，是文化自身发展的必然规律所决定的。

文化传承的目的，一是使人们都能基于历史文化成果成为一位合格的社会成员，接班参与财富并再创造它；二是使其中一部分社会成员在此基础上继续攀登，并带领全社会共同创造新的社会文明层次。

（三）社会发展的导向作用

随着文化的发展、科技的进步、信息传播媒介的现代化，文化的导向作用越来越显著，它不仅指导和控制人们的心理情绪，而且为人们提供价值观念、思维方式、行为规范等，从而使人们按照一定的文化体系导向去生活，以达到社会的控制作用。社会发展的导向作用主要包括以下几个方面：

1. 科技导向

科学技术是第一生产力，放眼古今中外，人类社会的每一项进步，都伴随着科学技术的进步。尤其是现代科技的突飞猛进，为社会生产力发展和人类的文明开辟了更为广阔的空间，有力地推动了经济和社会的发展，因此，科学技术是社会发展的导向。

2. 信息导向

是通过不同的文化积累和文化发现的传播，引导人的优选取向以带动社会的发展。信息把人类的生活方式引向最高层次，通过信息导向，人们可以及时掌握全世界的科技发展、市场走向，从而促进经济的发展和繁荣。

（四）维系群体的纽带作用

任何文化都离不开历史，这是文化的纵向传承；通过信息为中介使人们趋向和达成共识，这是文化的横向传承。人类社会经历上下五千年，存在着不同个性的文化，就是靠文化共识的纽带作用维系的。比如：

1. 观念风俗的纽带作用

不同的人观念不同，与其相适应的风俗习惯也各不相同。通过历史的沉淀和现实社会的熏陶，观念在每一个人心中深深地扎下了根，比如，同一宗法观念相互规范着对同一民族或家族的礼仪形式；同一宗教观念相互规范着对同一个神的崇拜及礼仪形式；同一道德观念相互规范着交际交往准则和交往方式等。不同的观念在其影响下发生的行为，经过不断的反复形成模式，这就是风俗。观念支配着风俗，风俗强化者观念，使生活在一定范围内的人们的观念或风俗大抵一致。正如本尼迪克特在她所著的《文化模式》一书中所说："每一个民族都有自己独特的文化，这种文化犹如一个人的思想和行为模式，多少具有一致性"。风俗习惯一旦形成将具有相对稳定性，它既有维系群体的纽带作用，又有阻碍其风俗习惯作用。

2. 民族精神的纽带作用

民族精神是经过长期的历史积淀形成，它是不同民族的思想、感情、观念等因素融合的理性升华，是一个民族的同一取向、同一意志、同一行为的前提。扎根于思想、感情、观念等意识文化中的民族精神，虽然牢固，但并不是一成不变的，它与任何生命一样也会通过自我调节和社会调节，达到最佳目的，取得积极效果，并使之不断地延续和进化。因此，随着不同人类社会文化成果的传播和相互优选、吸收和融合，文化对社会的发展作用越来越大，也越来越显著。

文化在社会发展中的作用越来越重要，这不仅是文化在相当程度上已经直接体现为现实的生产力，也是文化需求在经济发展达到一定水平后必然成为社会进步的最重要拉动力量之一，文化在经济与政治之间具有不可替代的沟通作用。另外，文化也是构成国家综合实力的重要因素，是凝聚人心的黏合剂。

第二节　独特的医药文化

一、医药文化的独特性

（一）文化的含义

文化的定义国内外有 200 余种。广义的文化即文明，包括物质和精神成果的总和；一般狭义的文化，专指精神成果。"文化"一词在古代中国指"以文教化"，与武力相对应，即"文治武功"。现代意义的文化代表一定民族特点的，反映一定历史阶段的政治和经济状况，具有知识价值的精神成果的总和。它涵盖哲学、宗教、文学、史学、艺术、美术、科技、教育、思维方式、风俗习惯、典章制度。在形态上划分，有原始文化、奴隶制文化、封建文化、资本主义文化、社会主义文化等类型。

（二）文化与医药文化的关系

医药学是关于人类同疾病做斗争和增进健康的科学。医药学本身是科学的一个部分，本身带有一定的人文特征。所以，医药学还是一门人学、一种生活方式，更是一门文化。医药文化是结合哲学、宗教、文学、史学、科技、教育、思维方式、风俗习惯、典章制度在内的一种文化，而非单独划分，这使它具有一定的独特性。

（三）医药文化的作用

1. 打造本国软实力

软实力，是相对于国内生产总值、城市基础设施等硬实力而言的，是指一个城市的文化、价值观念、社会制度等影响自身发展潜力和感召力的因素。软实力是一种能力，它能通过吸引力而非威逼或利诱达到目的，是一个国家综合实力中除传统的、基于军事和经济实力的硬实力之外的另一组成部分。医药文化的强大不仅体现一个国家的经济水平、科技水平而且还体现一个国家的国民素质。发展医药文化，提升文化软实力。

2. 增强本国安全性

文化安全对于国家安全具有无可替代的重要作用，它是一个民族国家生存和发展的基本前提和条件，是民族国家必须捍卫的精神防线，是增强国家综合安全的重要保障。如果医药文化具有很强的创新、发展能力，就会有各种高技术的诊断设备，对器质性病变的观察和定性更加快捷，病位确定更加准确，急病救护技术和设备起到极好的临床疗效。

3. 增强本国凝聚力

凝聚力是指群体成员之间为实现群体活动目标而实施团结协作的程度。群体是指人的集合，包括家庭、朋友、单位、集体、阶级、民族、国家等。群体的凝聚力是个性心理特征中的统一相应的整体配合效能、归属心理在意志过程中的"共同责任利益意识"的作用下而形成的一种士气状态。增强凝聚力才能使一个国家、民族繁荣富强。

二、中国传统文化

1. 中国传统文化的含义

中国传统文化包含中国传统哲学、传统伦理道德、传统宗教、传统教育、传统文学、传统艺术、传统史学、传统礼仪、传统衣食住行和传统科技文化等。中国传统文化体现了中华民族刚健有为、自强不息的精神，人本主义精神、"人文"精神、"天人合一"与"天人和谐"等四大基本精神。

2. 传统文化的特征

传统文化以专制体制为依托，文化功能被政治功能所淡化，加上传统文化处于辽阔的国土和半封闭的地理环境之中，因而具有丰富的多元状态和独特的、自成体系的人文涵养。总之，传统文化的特征：一是重整体，具有系统性；二是重人伦，具有教化功能；三是重传承，能够保持和发扬。

三、中医药文化

（一）中医药文化的含义

中医药文化的初步定义是中华民族优秀传统文化中体现中医药本质与特色的精神文明和物质文明的总和。中医药学不仅是研究和揭示人类身心疾病产生、变化之规律和防治方法的科学，而且是一种建立在科技实用基础上的传统精神文化，即中医药文化。中医药文化是一种"遵循自然、尊敬生命、关怀健康"的文化，它孕育于中国传统文化的土壤，一直没有从自然哲学母体中分化和独立出来，从而带有浓厚的思辨色彩和传统文化的烙印。中医药文化的阴阳学说，五行学说，运气学说，经络学说，辨证论治，整体观念，精、气、神、血、津液理论等涉及人文学科和人文知识的内容，与传统的自然科学共同构建中医药学理论体系。因此，中医药学是科学文化与人文的结合体，具有自然科学和人文科学的双重属性。

（二）中医药文化的独特内涵

中药学是一种具有丰富文化内涵的独特文化现象。这些丰富的文化内涵主要表现在：

1. 历史文化

中医药学源远流长，迄今已有 2000 多年的发展历史。中医药学的发展历史是中国五千年文明史中的重要组成部分，它从一定的角度集中展现了历史演进的脉络和人类文明进步的步伐，并构成了一门特殊的历史学科——中国医学史。

2. 哲学文化

中医是哲学化的学科。与古希腊哲学不同，以中国传统哲学为背景的中医学是从整体的角度出发，着眼于事物之间的相互联系和相互作用，进而理解和规定对象的一种思维原则。

3. 学术文化

学术文化也称为学科文化。经过 2000 多年，尤其是 20 世纪 80 年代以来的不断丰富和发展，中医学学科体系已经成为门类齐全、内容庞博、特色鲜明的医药学学科体系，而且还在不断继续发展完善，显示出极其旺盛的生命力。

4. 伦理道德文化

中医文化中蕴含着丰富的伦理道德观念和崇高的人格精神。我国中医药典籍浩如烟海，历代医学论著虽然主要论述的是医术，但其中也不乏关于医德医风的内容，字里行间充满着古代医者崇高而又伟大的人格精神。

5. 文学艺术

一方面，中医学与我国古代文学和传统艺术有着千丝万缕的密切联系，如医古文是古代文学的一个分支。另一方面，我国古代的文学艺术产品中有不少成为中医文化的传播方式，如《红楼梦》中就记载了许多医药良方。

中医药作为传统文化的精华，不仅表现在其具有丰富的文化内涵，还表现在医学实践中独具特色和优势，为现代医学所不可替代。中医学的特色是整体观念、神形并重、辨证施治、药取天然、治疗手段丰富。中医药的优势表现在对多因素综合作用所致的各种慢性疾病和某些急症的确切疗效，特别是在功能障碍性疾病、内分泌、代谢疾病的治疗上以及养生保健、祛病延年、改善生存质量等方面，是现代医学所不能取代的。此外，还必须指出的是，近年来，随着人类渴望回归 自然的趋势的形成，尤其是面对那些创伤性的检查与治疗、化学药物对人体"内环境"的严重污染与攻击，人们试图构建"生物-心理-社会-环境"这样一种具有人文关怀的综合性的现代医学模式，以应对现代疾病的挑战。

（三）中医药文化与传统文化的关系

中医文化是中国传统文化中涉及生命、疾病、健康等内容的文化体系。中国传统文化以阴阳五行为核心的哲学思想、易学的思维方式、道家的养生学、儒家的伦理思想、释家的修持之道都对中医文化的形成和发展产生了不可或缺的影响，因此可以说中医从基本概念到理论、方法，从思维方式到治疗手段都带着中国传统文化的烙印。而在西学东渐以前，中国传统文化的优势统治地位毋庸置疑，因此国人对中医文化的认同度很高，这种较高的认同度反过来又为中医药的长足发展提供了极好的社会文化环境，二者之间形成一种相互促进支持的良性循环。

中医药文化作为我国优秀传统文化和社会主义先进文化的重要组成部分，是中华民族的原始文化，是具有民族特色的文化符号，是中华民族传统文化的瑰宝，是中医药学的灵魂和根基，蕴含着丰富的哲学思想和人文精神，是我国文化软实力的重要体现。加强中医药文化建设将对中华文化复兴和社会主义文化大繁荣起到积极的推动作用，为中医药事业发展提供强大的精神支撑和内在的文化驱动力，促进中医药事业为人类健康服务。

中医药学是中国传统文化独特的结晶，是中国传统文化宝库中一颗璀璨的明珠，也是世界文化遗产中最独具特色和魅力的民族文化。

（四）中医药文化的作用

（1）加快中医药的真正复兴、实现中华民族的伟大复兴　中医药的振兴和发展，重要的是要文化先行，文化的力量是无穷的，用文化可以凝聚民族精神和力量。因此，振兴发展中医药首先要复兴中医药文化，这是中医药振兴和发展的重要途径和首要任务，而大力发展中医药文化产业又是中医药振兴和发展的捷径。中医药振兴和发展是中华民族文化复兴的一个重要内容和一个重要途径。只有中华民族文化的复兴才能真正实现中华民族的伟大复兴。

（2）激发民族文化创造活力，提高国家软实力 开发优秀的民族文化产品和文化服务，不断增强中华民族文化的吸引力和感召力，树立国家新形象。

中医药是活着的文化，发展中医药文化产业能极大促进中国特色的文化产业的发展。中医药文化为中国的文化产业提供中国独有的文化资源——创意源，有利于产生优秀文化特色和市场竞争力的文化产品和文化服务，以扩大我国对外影响，扩大文化产业出口，使中国文化对世界产生巨大影响。

（3）构建和谐社会、体现和谐社会的优越性 其具体体现在以人为本理念、人文关怀精神、关注民意民生大事、改善文化生态环境、完善社会保障系统等方面。

发展中医药文化产业对新医学模式的建立和发展、国家公共卫生体系的健全及医改以及形成具有中国民族文化特色的健康教育、健康促进的思想和模式，都会有积极的影响。

（4）促进和扩大中医药文化消费的内外需求 对中医药文化的需求逐步呈现全球化趋势，这种消费需求又是推动中医药文化产业发展的动力，也是拉动传统中医药产业发展的引擎。

四、少数民族的医药文化

我国有 30 多个少数民族具有较为系统的民族医药学背景，其中以蒙古、苗、藏、维吾尔等少数民族的医学体系与医药品种最为丰富。

1. 蒙医药

蒙药不仅数量多、范围广，而且早已渗入日常饮食生活中了。蒙古族有着悠久的食疗传统，他们每天的食谱，便是最好的保健药单。饮食疗法是蒙医的传统疗法之一。蒙古的民间谚语说："病之始，始于食不消；药之源，源于百煎水"。因此，在蒙医看来，肉食、奶食、骨汤、油脂、果蔬、茶酒等，只要食用得当，都可以起到保健、治病的作用。

悠久灿烂的蒙医药史及其完整的理论体系。15 世纪以来，藏医在蒙古地区的传播，特别是《四部医典》的广泛流传，进一步丰富和深化了蒙医药学的理论。丰富的蒙药资源和其独特的疗效。蒙医用药范围很广，包括植物、动物、矿物及化学制品，但绝大部分还是取自野生植物。这些植物大多生存在对生物来说是极端的环境中，而在极端环境下的植物通常会以代谢途径产生一些特殊的物质，增强自身对恶劣环境的抵抗力，保持物种的延续。这是发展蒙医蒙药的资本。

2. 苗医药

苗族是我国最古老的少数民族之一，西汉刘向的《说苑》里说"吾闻古之为医者曰苗父"，中国民间也历来有"千年苗民，万年苗药"的说法。一些苗药更因其独特的疗效，而成为历代地方官朝圣的贡品。可以说，无论在药材还是在疗法上，博大精深的苗医均可与传统的中医相媲美。苗医在用药上单方很多，一般都是专病专方，对于疑难病、慢性病、老年病有特效。因为有得天独厚的天然"药厂"，苗医多用鲜药，这也是其诊疗的独到之处。苗医药的特点是以去毒为法、以通散为要、以补法为全、以保胃为康、以外治为精、以治伤为本、以治身为主，治心为辅。

3. 藏医药

藏区自古以来便是我国药用植物的"聚宝盆"，灵芝、红景天、冬虫夏草等数百种珍贵药材畅销海内外，而鬼臼、红豆杉、八角莲、软紫草等抗癌药用植物也得到了广泛的开发应用。堪称珍宝的藏地药材，便是成就藏医传奇的关键。

诞生于雪域高原的藏医，天生就有得天独厚的资本。由于在肝胆、心脑血管、神经系统、免疫系统、消化系统、妇科等疾病方面疗效显著，藏医已成为全世界医学关注的焦点。

中国传统文化铸造了独特的中医药文化，它是中华民族几千年来认识生命、维护健康、防治疾病的演变史。让我们从中医药的意蕴与人文价值、开放性品格与内在生命力感受中医药文化的独特魅力。

第三节　文化对医药发展的促进

文化是人们在社会发展中所创造的物质财富和精神财富的总和。文化对任何事物的发展都会产生一定的影响，对医药文化的推动作用更为明显。由于风俗习惯、人文观念、文化意识等因素的不同，各国在文化上存在差异，对医药文化的影响也会随之改变。中国位列世界四大文明古国之一，蕴含着深厚的文化底蕴，就是这种博大精深的中华文化使中医药文化不断发展壮大。同样，中医药文化作为我国优秀传统文化和社会主义先进文化的重要组成部分，蕴含着丰富的哲学思想和人文精神。两者相互促进，共同发展。

一、部分国家文化对医药发展的影响

1. 美国文化对其医药发展的影响

美国文化是一种有着"和谐共处"特性的文化。由于是一个移民国度，它经历了由分散向融合转变，又向多元化转变的历程。美国文化的多元化对政治、经济、社会、教育都产生了不可磨灭的影响，推动经济增长，重视教育，改变传统的认知，促进社会发展。同时，美国的医药文化受到各股力量的推动，不断向着创新性、实用性、健康性、预防性方向发展。

2. 韩国文化对其医药发展的影响

韩国虽与中国体制不同但文化却极其相似，韩国文化自始至终就受到中国文化的影响，以老子道德文化为本体，以儒家、庄子、墨子、道家文化为主体等多元文化融通和谐包容的实体系。在追求健康和延年益寿的过程中，注重研究历代药典，研究药物的致病原理，这便推动中医药的发展，对后世药理学、药物炮制、医用化学影响不可小觑，为后世的医药发展奠定良好的基础。

3. 日本文化对其医药发展的影响

日本是位于亚洲大陆东部的岛国，有着自己独特的文化背景。日本全面摄取型的文化形态对吸收外来文化是全方位的，使得本国医药学发展非常灵活、省时省力，并存性文化使得日本医药结合他国医药发展固有的意识形态，促进本国医药的更新。"忠"的文化形态使得日本医药在"效忠"古方方药及制备的前提下，不断地加以创新。日本的医药研究在独特文化引导下不断完善。

4. 德国文化对其医药发展的影响

德国文化受"物我二分"的哲学思想的影响，用分析的思维方式，强调"细剖精析"。使得在医药方面注重创新，不断突破界限。德国文化注重思辨理性、追求真理，使得医药的每一个创新都有意义。德国总的来说相对保守，认为天然药物的疗效远远不能替代化工合成品，因此，德国医药的重点在化工合成药品上。德国的先进文化引导其走向领先水平，因而德国医药界具有较强的排他性，不利于其与他国的交流，限制医药发展。随着社会的发展，由于国际医药开发外源化趋势的加强，推动了德国与外界医药文化的交流。

5. 印度文化对其医药发展的影响

印度传统文化宗教性、多样性、包容性和奉行精英教育。阿育吠陀医药体系贯穿了印度的古典哲学和传统文化对于自然界、人体和疾病的观念，是古代印度文化与阿拉伯以及古希腊、罗马医药文化汇流发展的结果，是世界最古老的医药体系之一。多样性和包容性能够结合外来技术精髓，提高自我创造力，注重培育精英人才，增强创新能力。

二、中国文化对中医药发展的影响

中医药的发展与中国传统文化的发展是并行而且是相互促进，不可分割的。由于现代中医药的科技发展与人文发展不平衡，人们往往单纯用现代自然科学知识来理解中医药，忽视了中医药的文化和哲学特征，从而导致了对中医药的认识模糊，影响了中医药事业的发展。中医药作为中华民族的瑰宝，蕴含着中华民族丰富的哲学思想和人文精神，是我国文化软实力的重要体现。

（一）中医药学的科学内涵

中医学是研究人体生命健康与疾病防治的医学科学，有效地吸取哲学、人文、天文、地理等社会科学与自然科学成就，形成系统完整的生命科学知识体系，指导着人们的养生保健与医疗实践，形成理、法、方、药有机统一的中医理论体系。运用望、闻、问、切四种诊法，联系辨证论治的理论，通过综合、分析、判断人体的整体状态（证候），确定相应的治疗原则和方法。经过中医的诊断合理用药，独特的中医药注重人体功能的整体调节，激发人体的抗病能力和康复能力，疗效可靠，毒副作用小。

（二）中医药学的哲学思想

以天人合一、形神统一为核心，天人合一的哲学观在中华文化中可谓一以贯之，强调人体内部、人与自然是一个有机整体的生、长、壮、老、已的动态生命观，认为人体的生命活动是一个不断变化的动态过程，注重人体内部整体恒动以及与自然、社会和环境的和谐状态。以阴阳平衡为理论基础的人体动态平衡观，认为"阴平阳秘，精神乃治，阴阳离决，精气乃绝"，疾病的发生是阴阳"不和"所致，强调"谨察阴阳所在而调之，以平为期"，从而达到"阴平阳秘"的平衡状态。

（三）中医药学的理念

未病先防、既病防变、预后防治是中医药治病的先进理念，和世界先进的医疗理念相吻合。其实，西医还是有很多局限的，西医必须确诊才能治疗。中医是根据生命健康状态、生命信息，从饮食上调节，不是病，未病先防，能够有效实现早期干预的医学"战略前移"的目标。我们常常听人说"生命在于运动"，但这个提法是不科学的。中医讲究动静结合。"动静结合"的理念比"生命在于运动"先进多了。中医的食疗、运动、太极拳、刮痧、药物治疗等，不是找病因，而是根据表现介入。

（四）中医药学与中华文化相辅相成

中医药学是中华民族在生存与发展过程中与疾病做斗争的实践经验总结。在其形成和发展中受到中国传统文化的熏陶，与之紧密融合，形成了以中国传统文化为底蕴的独特的理论体系。中医药学是中国传统文化的一个有机组成部分，中国传统文化是中医药学得以继承和发展的基础、土壤。中医药学是从中国传统文化中孕育出来的一个完善的理论体系，其在具有丰富的本专业知识与内容的同时，又不可避免地与中国传统文化领域内的其他学科存在着广泛的联系。

1. 自强不息的创新精神

改革创新是当今时代精神的核心，展示了当代人们所特有的精神风貌。江泽民同志曾经指出："创新是一个民族进步的灵魂，是国家兴旺发达的不竭动力。"中医药是我国具有原创优势的科技资源，我国古代医家提倡"师古不泥古"，从古代的《黄帝内经》到《伤寒论》，从温病学说到体质学说的发展，再到当代科技工作者利用中医药抗击严重急性呼吸综合征（SARS），防治艾滋病、H1N1甲型流感等重大疫情，无不体现了中医药不断创新的过程。创新是实践和实现中医药科学发展的根本所在。中医药的创新，不仅对医疗保健服务的发展具有重要的支撑作用，还将对生命科学产生深远影响。

2．求真务实的科学态度

求真务实体现了马克思主义所要求的理论和实践、知和行的具体的历史的统一。中医学起源于人们的生产生活实践，是对人体生命现象的长期观察总结和积累，注重对自然、宇宙、人体的不断探索与创新，体现了朴素的唯物主义观，是求真的更高境界。中医学在中国文化中最具实践性和求真务实的科学态度，为保障中华民族的健康做出了巨大贡献。中医学有其独特的哲学性质和思维方式，不断促进中医药的继承、发展和创新。

3．天人相应的和谐发展观

源自启蒙运动以来的近代发展观念，由于工具理性的过度张扬，已经使当代人类生存发展面临种种难以克服的困境，人类中心主义导致了人与自然的对立。强调人与自然的和谐，倡导一种科学的、可持续的发展理念已经成为当今世界的时代潮流。在这种背景下，中国传统哲学中的整体论的思维方式与和谐观念就显示出其独特的智慧和魅力。"和"是中医药文化的核心和灵魂，"和"讲求"天人相应""阴阳平衡""五行相生"等，体现了中医崇尚和谐的价值取向，所以说中医是传统和谐精神的重要载体，中医药学是用整合的方法在宏观生命世界认识生命、保护生命。和谐观不仅是中医药治疗疾病以及调养身心的哲学基础，更是做好中医药传承和创新发展的重要的指导原则。

在中医药事业现代化发展进程中，医患之间的和谐、中西医之间的和谐、中医内部的和谐都很关键。我们必须打破中西医壁垒，形成中西医和谐的局面，在做好传承的基础上，吸收人类文明的一切成果，为中医药的继承与发展服务；同时要打破中医药学门户之别和流派之争，为中医药的全面继承发展形成和谐的氛围。中医药文化是中医药学的灵魂和根基，是中华优秀文化的代表。弘扬光大中医药文化，将对中医学的发展、对中华文化的复兴、对构建民族精神以及和谐社会建设起到积极的推动作用。

4．以人为本的价值取向

科学发展观的本质要求是要弘扬人文精神，满足人民日益增长的物质文化需求，促进人的全面发展。以人为本不仅是科学发展观的本质和核心，也是时代精神的主旋律。从我国历史上看，中国传统文化中始终没有离开过"人"。中医的整体观渊源于中国传统哲学儒家"天人合一"的思想，体现了以人为本的价值取向和人文精神。孙思邈从仁爱观出发，提出了比较完善的医德标准，为历代医家所尊崇。"仁"体现了中医仁者爱人、生命至上的伦理思想，以救死扶伤、济世活人为宗旨，表现为尊重生命、敬畏生命、爱护生命，这些宝贵的医学人文精神遗产在现今时代仍然具有先进性。随着社会的发展、疾病谱的改变以及人类养生保健意识的提高，现代医学模式已经发生了转变。中医学重视整体的思维模式、重视天人相应的阴阳平衡状态的调节、个体化诊疗模式以及中药复方配伍用药的干预手段，越来越引起生命科学领域的重视，影响着医学观念和医学发展模式的转变。如天人相应、以"人"为研究对象、辨证论治的观念和治疗思想突出了"以病人为核心"的医学理念，而"治未病"以及养生保健领域的独特优势更是体现了中医学"防寓于治，防治结合"的思想，这些中医学的理念对现代医学从以疾病为中心向以病人为中心的转变、从基础与临床相脱节向着转化医学的转变起到重大的促进作用。对这些理念的科学阐释将对医学发展起到更大的促进作用。

（五）弘扬中华文化促进中医药发展

中医学是传统的，又是现代的，中医学是中国的，又是世界的。中医学理论思想体现了中华优秀文化的核心内涵，中医学理论体系和丰富的诊疗手段在当今社会人类养生保健、防病治病方面体现出巨大的优势。充分认识中医学理论与实践的先进性，发扬中医学的特色和优势，必将为人类健康与繁荣中华优秀文化做出更大贡献！

加强中医文化基地建设，大力推进中医知识与文化的普及传播，加强中医药文化资源开发利用，打造中医药文化品牌。积极营造全社会尊重、保护中医学知识与文化，关心、支持中医药事业发展的良好氛围。建立激励机制，加大对中医药学术期刊国际发展的支持力度，促进中医药期刊走向世界。加强世界非物质文化遗产和世界记忆工程中医药项目的保护，积极拓宽中医文化走向世界的途径和渠道，使中医学与中医文化获得更广泛的民众认知和认同。

三、西方医药文化对中医药发展的影响

西方医学自进入中国以来就得以快速传播，对中医药文化产生了巨大的影响。西方医学采用人体解剖、医学影像等客观可见的手段让人们信服西医，从而有效地将西方医药学与中医药学紧密结合。在西方医学的推动下，当前中医药文化广泛传播，不仅局限于在中国应用，很多发达国家不断接受中医药。由此可见，只有全面结合中医药的安全性、有效性、科学性、实用性及其与西医药的互补性，才能促进医药文化的创新。

1. 在疾病的诊治中结合

在诊断上的病证结合，在治疗时的综合协调，在理论上的相互为用。病证结合就是运用西医诊断方法确定病名，同时进行中医辨证，做出分型和分期。这样就从两种不同的医学角度审视疾病，既重视病因和局部病理改变，又通盘考虑疾病过程中的整体反应及动态变化，并以此指导治疗。综合协调是指在治疗的不同环节按中西医各自的理论优选各自的疗法，不是简单的中药加西药，而是有机配合、互相补充，这样往往能获得更高的疗效。理论上相互为用是根据不同需要，或侧重以中医理论指导治疗，或侧重以西医理论指导治疗，或按中西医结合后形成的新理论指导治疗。

2. 通过对中西医诊断方法的研究进行结合

主要是用西医学和现代科学方法研究中医四诊，或创造新的诊法。开展最多的是经络诊法和脉诊、舌诊。经络诊法是把中医学关于经络检查所见和西医诊断联系起来，通过相关性研究，创立耳穴诊病法和经络检查法。通过各种脉象仪、舌象仪，把医生诊脉时的指下感觉用图像、曲线、数字等客观指标表示出来，把各种舌诊所见舌苔、舌质的

变化通过病理形态学、细胞学、生物化学、血液流变学及光学等方法客观地反映出来；另外对脉象及舌象进行中医相关对照和从病理生理学、生物化学、微生物学、免疫学、血液动力学等多方面进行原因和机理探讨。这项研究有利于中医四诊实现仪器化、客观化和规范化。

3. 通过对中医治法治则的研究进行结合

主要集中于对活血化瘀、清热解毒、通理攻下、补气养血、扶正固本等治则的研究。方法是在肯定疗效的基础上，摸清用药规律，筛选方药，进而对适用该治则的有关方药进行药理作用、成分、配伍机制的实验研究，再将所取得的认识放到临床实践中验证。

4. 通过对中医学基础理论的研究进行结合

中医学基础理论内容十分丰富，有些与西医学理论完全不同，以往曾开展对阴阳学说、脏象学说、气血学说及有关"证"的研究等，主要是从西医角度去探索。其方法是先以临床为据确立研究对象的特征，然后通过建立中医理论的动物模型或动物疾病模型以寻找中西医理论上的结合点。

5. 通过对方剂药物的研究进行结合

用西医理论和方法，对传统方剂的作用加以说明。其特点是医药结合，临床与实验结合，单味药物研究与复方研究相结合。提倡"中药现代化""中药国际化"，对中药的成分进行检测、分析，这是非常正确的，这样可以避免许多不合理用药，提高用药的安全性。

6. 通过对针灸及经络研究进行结合

一是把针灸应用于西医临床各科，所治疾病已数百种；二是传统针刺技术与西医理论和方法结合，创立头皮针、耳针疗法和电针、激光针疗法、穴位注射方法等；三是用生理学、生理化学、微生物学及免疫学方法研究针灸对人体各系统的作用机制，为针灸提供现代科学依据；四是通过对针刺麻醉的临床应用和对针刺镇痛原理研究进行结合；五是在肯定经络现象、总结循经感传规律的基础上，融汇中西医理论，以现代实验方法与科学抽象方法相结合，探索经络机制。利用现代科学技术和实验方法研究经络及针灸作用原理的一门新学科——实验针灸学，已经在中西医结合的过程中逐步形成。

中西医结合是当代中医难以回避的问题，我们不能把它看成是在"改造中医"，我们要虚心接受，尤其是接受其先进技术水平和新的知识发现。不过，真正地"衷中参西"还需要我们有扎实的中医功底，也就是说必须先把中医的理、法、方、药掌握好，然后再通过自己比较成熟的认识来融入西医。

文化是历史的积淀，是实践的经验，是其他领域之首。人类在经历了数千年的考验之后，由不同的环境、习俗、经历而形成不同的文化，而文化又会根据人类的需要产生一定的作用。社会在前进，文化亦在更新。人类的健康备受关注，医药行业需要不断创新才能满足人类的需要。从闭关锁国文化到对外开放，从古中医望闻问切、中药煎煮的

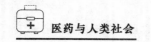

简单方法到现代仪器的使用、药物的合成无不体现着文化对医药的促进作用。

参考文献

[1] 毛泽东. 毛泽东选集（第 2 卷）[M]. 北京：人民出版社，1991.663-664.

[2] 黑格尔. 精神现象学（下卷）[M]. 贺麟，王久兴，译. 北京：商务印书馆，1979.15，3.

[3] 王恒富，石争. 文化经济论稿[M]. 北京：人民出版社.1995.

[4] [美]亨廷顿，[美]哈里森. 文化的重要作用价值观如何影响人类进步[M]. 程克雄，译. 北京：新华出版社，2013.

[5] 司马云杰. 文化社会学[M].5 版. 北京：华夏出版社，2011

[6] 黑格尔. 历史哲学[M]. 上海：上海书店出版社，1999.

[7] 马克思恩格斯全集（第 42 卷）[M]. 中文 1 版. 北京：人民出版社，163，162.

[8] 赵海滨. 从文化安全角度探讨中医药文化的发展[J]. 湖南中医药大学学报，2014，34（10）：54-58.

[9] 王继慧. 试论西方医学文化特点及发展方向[J]. 现代养生 b，2013（12）.

[10] 田季生. 中国传统文化概观[M]. 北京：科学出版社，2009.

[11] 赵宗辽. 论中国传统文化与中医药文化[J]. 中医药导报，2014（2）：4-7.

[12] 何其灵. 对中医文化研究现状的思考[J]. 医学与哲学，2001，22（6）：36-38.

[13] 李春燕. 论文化全球化背景下中医文化认同的构建[J]. 环球中医药，2012，5（11）：834-836.

[14] 刘晓林. 弘扬传统文化，促进中医药事业的发展繁荣[J]. 中医药导报，2004，10（1）：60-62.

[15] 赵海滨. 从软实力角度看中医药文化走向世界[J]. 辽宁中医药大学学报，2007，9（1）：166-168.

[16] 王乃平，黄贵华，陈川. 继承和发展中医文化是高等中医药院校的重要使命[J]. 广西中医药大学学报，2003（s1）：1-5.

[17] 吕春华. 浅议中医发展与创新意识[J]. 国医论坛，2004，19（4）：44-46.

[18] 海霞. 中医药文化有了初步定义[J]. 中国中医药报，2005，8-15.

[19] 吴勉华. 现代科技条件下中医药学术发展的反思与展望. 南京中医药大学学报：社会科学版，2007，8（1）：1-6.

[20] 周仲瑛. 加强中医传统文化研究，保持中医的优势和特色[J]. 南京中医药大学学报：社会科学版，2007，8（2）：63-63.

[21] 赵宗辽. 论中国传统文化与中医药文化[J]. 中医药导报，2014（2）：4-7.

[22] 赵海滨. 以中医药传统文化提升中国软实力[J]. 云南中医学院学报，2007，30（1）：4-5.

[23] 刘捷. 中医药文化：人文价值与时代要求[J]. 福建论坛：人文社会科学版，2015（3）：154-161.

[24] 宜兰. 中药走向世界[J]. 国际市场，2000（2）：19-19.

[25] 蒙古学百科全书编辑委员会，《医学卷》编辑委员会. 蒙古学百科全书 医学卷[M]. 呼和浩特：内蒙古人民出版社 2002：1080-1211.

[26] 吴岩，李常胜，毕力夫. 发展蒙医蒙药，振兴民族医药产业[J]. 内蒙古医科大学学报，2006，28（4）：284-286.

[27] 杜江. 苗医治疗学的方法和特点[J]. 中华中医药杂志，2007，22（7）：483-485.

[28] 孟宪平. 历史与现实互动中的文化概念流变探析[J]. 北方论丛，2010（6）：109-113.

[29] 占成. 二战后美国文化进一步多元化对美国社会发展的影响[J]. 江苏理工学院学报，2008，23（12）：109-111.

[30] 柏莹. 探讨日本文化背景对汉方药发展的影响[J]. 中医药导报，2013（8）：15-16.

[31] 渡井. 德国医药发展概况[J]. 全球科技经济瞭望，1995（10）：37-38.

[32] 龙堃. 传统医学在印度[J]. 中医药文化，2015（6）：51-51.

[33] 王东，杨崇仁. 印度传统医药及其与我国民族医药的联系[C]//2005 国际傣医药学术会议论文集，2005.

[34] 李瑞霞. 浅谈中国传统文化对中医药教育的影响[J]. 中医杂志，2010，51（9）：862-862.

[35] 刘林（图）. 坚守中医药的文化价值——专访全国政协委员、中国中医科学院院长曹洪欣[J]. 中国医药导报，2008，5（8）：16-16.

[36] 杨沛莲，夏萍，郑永臻，等. 传统中医药文化的现代精神文化价值探析[J]. 辽宁中医药大学学报，2011（2）：104-105.

[37] 江丰，张炳立. 加强中国传统文化教育，促进中医药教育的发展[J]. 天津中医药大学学报，2008，27（4）：283-285.

[38] 黄永秋，李剑，邱鸿钟. 中国传统医学之人文精神考释[J]. 中华中医药学刊，2005，23（2）：330-331.

[39] 曾洪欣. 发展中医弘扬中华优秀文化[J]. 中医杂志，2011，52（1）：1-3.

[40] 陈志. 浅谈中西医结合的思路与方法[J]. 医药卫生：引文版，2015（18）：00228-00228.

[41] 张锡纯. 医学衷中参西录[M]. 太原：山西科学技术出版社，2009.

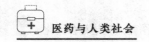

第五章　药学基础与医药材料

第一节　药物的化学基础

新药创制是复杂的智力活动，涉及科学研究、技术创造、产品开发和医疗效果等多维科技活动。每个药物都有自身的研发轨迹，而药物的化学基础是最重要的环节，因为它涵盖了药效、药代、安全性和生物药剂学等性质。

一、中药的药物化学基础

中药药效物质基础研究是中医药现代化战略的重中之重，其根本目的是探明一组可以发挥综合药理作用的特殊化学物质整体。关于中药药效物质基础的概念还尚未形成统一标准，中药药效物质基础应是中药进入人体后作用于多个靶点并产生整体功效的化学组分群，其可能来源包括单味药材固有成分、制备过程形成的产物以及药物进入体内后与人体相互作用产生的代谢产物。

关于中药的化学基础，目前存在着多种不同的观点，如全成分论、多成分论、有限成分论等。罗国安认为中药药效物质基础应该是广义的化学成分，包括无机元素、小分子化合物及生物大分子。王本祥认为中药复方的药效为其主要有效成分与次要有效成分的综合效应。马春涛提出中药复方的药效物质基础是服用药物后在体内（血、尿、胆汁、肠道内容物等）检测到的，对某一病症有效的成分。武孔云指出中药复方中能实现该方功用，并起主治作用的所有化学成分才是中药复方的药效物质基础，称为中药复方的有效系统。施峰以"3 个层次多维结构"组分结构理论为指导，提出了中医方药物质基础研究的名词标准化建议。徐风提出中药药效物质的"显效形式"新概念及"叠加作用"新假说："中药药效物质显效形式的集合或叠加是药效的核心物质基础；各个显效形式的血药浓度叠加作用是药效作用机制之一。

二、中药药效物质基础研究方法

（一）谱效关系

谱效关系研究是指在指纹图谱研究的基础之上，将中药指纹图谱与中药药效结果对应起来，将指纹图谱中化学成分的改变与药效变化联系起来，在一定程度上揭示中药药效物质基础。

（二）代谢组学

1999 年，英国帝国理工大学 Jeremy Nicholson 教授研究小组首次提出代谢组学（Metabonomics）概念，代谢组学是研究在新陈代谢过程中生物体内代谢产物的变化规律，揭示机体生命活动代谢本质的科学。众所周知，中药是通过多成分、多靶点、协同作用来发挥其药理作用的，中药药效物质基础研究需建立与之相适应的评价体系和研究方法学。代谢组学具有非破坏性、整体性、动态性、非靶向等特点，能够比较全面的揭示中药治疗疾病过程中生物体系内发生的一系列生物化学变化，从而发现中药及其复方发挥药效作用的物质基础。近年来，代谢组学发展迅速，已逐渐成为中药药效物质基础研究的重要手段。刘昌孝等应用代谢组学探讨钩藤多动合剂治疗作用的生化物质基础和生化机制，实验结果表明，钩藤多动合剂能够调节黑质纹状体 DA 受体功能，并使脑内神经递质趋于正常水平，因此认为该制剂的治疗作用与调节神经递质的生化机制相关，其药效的物质基础即是药物整体作用产生的生物化学物质——神经递质。孟宪生等利用代谢组学研究方法找到寒凝血瘀症的 8 种潜在的生物标志物，研究了热性中药川芎对潜在生物标志物的影响，并从磷脂酰胆碱途径探讨了川芎治疗寒凝证的作用机制。Li F 等研究发现淫羊藿苷和朝藿定 c 可能为淫羊藿的主要药效物质基础。熊清平等通过体内和体外实验，提出了基于"代谢组学"板蓝根抗流感病毒物质基础研究的 5 条可行性路线。Yan Y 等研究表明，尖萼楼斗菜能够作用于蛋白质的合成，其发挥抗菌作用的主要活性物质可能是木兰碱（Magnoflorine）。Geng J L 等利用 UPLC/Q-TOF-MS、MDF 技术从口服仙灵骨葆的大鼠血浆、尿液、胆汁中分别检测到 134、93、118 种相关成分，阐明了仙灵骨葆吸收入体内的主要化学成分和代谢类型，初步揭示了该复方治疗骨质疏松的药效物质基础。

（三）血清药理与血清药物化学

日本学者田代真一最早提出了"血清药理学"和"血清药物化学"的概念，并对其进行了一系列富有成效的研究。"中药血清药物化学"由我国学者王喜军提出，传统中药多为口服给药，口服后药物成分无论经何种方式或途径代谢，其有效物质必须以血液为媒介运送至靶点而产生药理作用，给药后的血清才是真正起作用的"制剂"。中药血清药理学和血清药物化学认为，中药复方成分虽然复杂，但进入体内且被检测到的化学成分的数量是有限的，通过分析、鉴定血清中所含复方化学成分，并将这些成分与复方进行药效学比较，就有可能揭示复方药效物质基础。王喜军等通过对六味地黄丸及大鼠口服六味地黄丸后血清 HPLC 指纹图谱的分析比较，发现了 11 个入血成分，并对其中丹皮酚、马钱素两种代表性的原型成分进行了含量测定。在对葛根芩连汤入血成分的研究中，从口服给药后的大鼠血中找到了 31 个移行成分，其中 15 个成分为方剂所含成分的原型，13 个为代谢产物，3 个为给药后新生成的物质。任平等运用 HPLC 测定冠心 Ⅱ 号血清成分谱，证明该方剂进入体内的成分相对有限：仅测出川芎嗪、阿魏酸、丹参素、原儿茶醛、芍药苷等 9 种成分。Xu W A 等对土茯苓降低高尿酸血症尿酸水平的药效物质基础进行研究，利用 UPLC-MS 从口服给药后大鼠血清中检测到 14 种移行成分，其中 7 种成分与土茯苓降尿酸作用的相关系数大于 0.5，被认为是其药效物质基础。此外，有学者采用该方法对茵陈蒿汤、五仁醇胶囊、当归补血汤、醒脑滴丸、归苓片等复方进行研究。

（四）生物色谱研究方法

1. 分子生物色谱技术

随着现代分子生物学的发展，特别是分子生物学与生物医学、药物化学的紧密结合，产生了分子生物色谱技术，以蛋白等具有重要生理功能的生物大分子为色谱固定相，通过药物与这些大分子之间的相互作用来分离、纯化具有活性的化合物，分子生物色谱与 DAD、NMR、MS 等联用，可直接获取活性分子的化学信息。邹汉法等以载体蛋白 HSA 和 AGP 为固定相，获得了当归、川芎、茵陈的分子生物色谱指纹图谱。王芳焕等以人血白蛋白（Human S Serum A lbumin，HSA）为配基合成 HSA 生物色谱填料，并利用 HSA 色谱柱筛选铁棒锤中活性成分，通过 RPLC-MS/MS 分析鉴定，共分离出 4 种有效活性成分。李易非采用 $\beta 2$-肾上腺素受体色谱法筛选麻杏石甘汤中活性成分，结果发现该复方中与 $\beta 2$-AR 有特异性作用的活性成分为麻黄碱。Zhao Y 等提出利用单克隆抗体制备用于中药活性成分筛选的免疫亲和色谱柱，并结合药动学、药效学研究阐释这些成分与药物药效作用之间的关联，该方法为中药药效物质基础研究提供了新思路。

2. 细胞膜色谱法

细胞膜色谱法是近年来生物膜色谱技术在中药研究中的热点，该方法应用有生命特征的细胞膜特异性结合中药提取液中成分，并进行进一步分析。细胞膜固相色谱技术比应用单一受体、离子通道的一般生物色谱技术更能体现方剂的效应及方剂化学成分的复杂性。

（五）中药复方的药效物质基础及特征

中医的复方用药，是中医的最大特色，随着科学技术的不断发展，特别是近几十年来各种分离技术和波谱技术的发展和应用，使天然产物化学在中药学中的地位越加突出。在中药复方的研究中取得了一定成就，筛选出了一些对疾病有医疗作用的化合物，如从天皂合剂中分离出天花粉蛋白，从当归芦荟丸中分离出靛玉红等。

至今仍无公认的定义来加以表述。有人认为中药复方的药效物质基础为复方中化学成分的总和。也有人认为是单一的有效成分，并从当归芦荟丸中，"成功"筛选出青黛为例。这两种表述均不能正确反映中药复方药效物质基础。中药化学成分十分复杂，从溶解性来看，有脂溶性的成分，也有水溶性的成分，还有既不溶于水也不溶于脂的（如纤维素、木质素等大分子物质）成分。从有毒无毒来看，有无毒成分，也有有毒成分。若按第一种表述，则纤维素、木质素等大分子物质以及无用的有毒成分均为复方的药效物质基础，在复方制剂时不应当除去和不应当限制其含量。因此，一概将所有成分作为药效物质基础是不科学的。"药有个性之特长，方有合群之妙用"，说明复方的作用效果是由复方整体所决定的，而非某一特异性成分所决定。例如，排脓散中各单味中药单独使用均无明显的药效作用，但合用各中药确有较强的排脓消炎作用，可见第二种表述也不科学。中药复方不同于西药，主要表现在：功效的性质不同，发挥作用的机制不同，遵循的治疗原则不同，指导治疗的基本理论不同。因此，用中医药基本理论来认识中药复方的药效物质基础，十分重要。我们认为，中药复方中能实现该复方功用并起主治作用的所有化学成分才是中药复方的药效物质基础。为与有效成分或有效部分相区别，称之为中药复方的有效系统。中药复方有效系统以外的成分，则称为复方的无效系统。

中药复方有效系统不同于有效成分，也不同于有效部位。有效成分是指以西药药理模型筛选出来的、对疾病有治疗作用的单一成分，有效部位为含有某一种或某一类结构相似的有效成分和一定杂质相混合的提取部位，其中的杂质还可被排除而不影响其药效。而复方有效系统是在中医辨证的基础上，通过理法方药而形成的治疗中医疾病最基本的单位，其中的化学成分具有不可分离性、不可缺少性、相互联系性、相互制约性，表现出完整系统所具有的特性，即整体起效的特性。

单味中药的药效物质基础，是能实现该中药功效和性能的一系列化合物组成的效系统。其功效是有效系统与疾病作用结果的高度概括和总结。在辨证施治的过程中，中医是取单味中药功效的某些特长来进行组方的，如用于清化热痰的"清气化痰丸"是取胆南星味苦性凉，清化热痰，治痰热之壅闭。以瓜蒌仁、黄芩为臣，瓜蒌仁甘寒，长于清肺化痰，黄芩苦寒，擅能清肺泻火，两者合用，泻肺火，化痰热，以助君药胆南星之力。治痰当理气，故佐以枳实下气消痞，"除胸胁痰癖"；橘红理气、燥湿化痰。脾为生痰之源，肺为贮痰之器，故又佐以茯苓健脾渗湿，杏仁宣利肺气，半夏燥湿化痰。诸药配伍，共凑清热化痰、理气止咳之功。在该方的形成过程中，中医未考虑胆南星的息风定凉，黄芩的止血、安胎，栝蒌仁的滑肠通便，杏仁的润燥通便，橘红的散寒，茯苓的和胃、宁心安神，半夏的降逆止呕等功效。这就说明中药复方的药效物质基础与单味中药的药效物质基础之间并不是一般加合关系。其原因可能是化学成分之间的助溶或沉淀作用，改变各成分的量，从而改变中药复方的药效物质基础，当它和病变体作用后产生质的变化。化学成分之间发生合成或分解反应，产生新的化学成分或使某些成分的含量降低，改变中药复方有效系统的组成，从而产生中药复方的功用和主治。多个单味中药组方，其化学成分重新组合，形成不同于单味中药药效物质基础的复方有效系统，产生新功效和主治。因此必须将复方作为整体加以研究。认为中药复方药效物质基础的确定，必须在阐明单味中药的物质基础后才能进行的观点是错误的。中药复方药效物质基础的研究法应与单味中药的药效物质基础的研究法相同，即在建立中医证候模型的基础上，以功用和主治为判断依据，结合一定的数学方法，逐一排除无效系统中的成分，从而确定复方有效系统。

三、化合物的构效关系

（一）多糖类

1. 抗肿瘤活性的构效关系

抗肿瘤活性主要与硫酸基数量、位置；糖苷键；支链分支度；聚合度；金属离子络合等关系密切；同时也与其黏度、立体结构等有关。

多糖抗肿瘤活性与硫酸基数量、位置相关抗肿瘤活性的多糖一般含有硫酸基，天然多糖经过硫酸酯化结构修饰后，其抗肿瘤活性增加。史宝军等从灰树花发酵菌丝体得到的多糖 GAP，经氯磺酸-吡啶法硫酸化修饰后制得的（S-GAP），在体外对人胃癌细胞 SGC-7901 有直接杀伤作用，而且随着多糖浓度及作用时间的增加而增强，S-GAP 浓度过高时对肿瘤细胞有直接细胞毒作用。

Kolender 等发现生物活性与硫酸化的位置密切相关。如天然的岩藻依聚糖仅在 C_3 或 C_4 位有 SO_4^{2-}，但经过硫酸化修饰了的岩藻依聚糖 C_3 和 C_4 位均有 SO_4^{2-}。因此，VEGF165 阴离子与过硫酸化修饰的岩藻依聚糖有更多的结合位点，从而增强了它们的相互结合能力，由此可见抗肿瘤活性也受多糖硫酸根位置的影响。Albana Cumashi 等发现了来源于 C.okamuranus 海藻中的岩藻依聚糖的抗新生血管生成作用比来源于 L.saccharina 的弱，推测其原因可能是前者的硫酸根含量少，或是由于前者含有 2-O-α-D- 葡萄糖醛酸的支链。以上实验表明多糖硫酸根与其抑制肿瘤新生血管生成发挥抗肿瘤作用密切相关，且增加硫酸化程度能增强其活性，抑制肿瘤细胞的迁移侵袭。

多糖的抗肿瘤活性与糖苷键有关，一般来说 β-构型多糖其活性比 α-构型要高。研究发现 β-1,3-葡聚糖的活性比 α-1,3-葡聚糖的活性高，如从菌体中提取的抗肿瘤活性多糖一般由葡萄糖残基组成，而且葡萄糖链上的 β-1,3 糖苷键和支链上的 β-1,6 糖苷键是抗肿瘤活性所必需的。又如临床上常用的香菇多糖，结构以 β-1,3-葡萄糖残基为主链，香菇多糖与呋喃氟尿嘧啶等化疗药物联合用药时能迅速恢复肿瘤病人减少的白细胞数量，明显延长患者的存活时间。多糖的抗肿瘤活性与支链分支度有关，主要体现在支链的分支度（DB）和支链结构，其分支度不同，则有不同的抗肿瘤效果。Kazoo Ryoyama 等合成了不同分支度的 α-1,6-吡喃型葡聚糖，发现其分支度为 8.1%，支链为 α-1,4-葡聚糖时可增加巨噬细胞的吞噬能力，并可以延长荷 Meth A 肿瘤小鼠的存活时间。但当把分支度减少到 5.1%时，活性依然存在，完全去掉 α-1,4-葡聚糖支链时，则丧失了增强免疫细胞功能的作用，抗肿瘤的功效就丧失了。多糖的抗肿瘤活性与金属离子络合有关。张亚菲等人利用合成的硒化黄芪多糖，给荷 S180 肉瘤雄性昆明小鼠腹腔注射后观察黄芪多糖和硒化黄芪多糖的抑瘤效果和抗氧化作用。结果表明黄芪多糖的抑瘤率为 23.6%，硒化黄芪多糖的抑瘤率达 51.1%，黄芪多糖硒化之后对 S180 肉瘤有更强的抑制作用。朱建伟等研究发现灵芝诸多糖可抑制小鼠 S180 肉瘤的生长，能增强荷瘤小鼠腹腔巨噬细胞的活性。糖络合了无机元素可增加其抗肿瘤活性，具体机制不详。

2. 抗病毒活性的构效关系

现代研究表明，多糖对疱疹病毒、艾滋病病毒和流感病毒等都具有良好的抑制作用，而且具有活性的大部分是硫酸多糖。人工分子修饰中也以增加硫酸根修饰为主，从而使原来不含有硫酸根或硫酸根含量低的多糖表现出较强的抗病毒活性。近几年研究表明，在多糖硫酸化基础上进行乙酰化等，可提高硫酸多糖亲脂性，从而有利于药物透过多层生物膜屏障发挥作用，提高了硫酸多糖的抗病毒活性。多糖抗 HIV 活性与聚合度、分子量和分子链有关　糖类化合物发挥生物活性主要是因为其长链分子内有活性单元的存在，在与病毒膜蛋白相互作用时，通常存在一个结构特异的最小活性单位，对不同的蛋白因子，糖的最小活性序列的结构和长度是不同的，它反映了靶分子上主要作用靶点对配体的结构性要。硫酸葡聚糖的抗病毒活性随分子量增加到一定程度会呈下降趋势，有一个最佳的分子量。硫酸多糖抗 HIV-1 活性与分子中的主链结构有关。一般来说，β（-1,3）-D-葡聚糖和主链（1,3）键占优势的β-D-葡聚糖都具有活性，而以（-1,6）-D-葡聚糖活性低。从菌体中提到的活性多糖一般为葡聚糖组成，而且葡聚糖主链上的 1,3-糖苷键和支链上的 1,6-糖苷键为基本结构。硫酸化的同多糖比硫酸化杂多糖有更高的抗 HIV-1 活性。Yoshida 等认为，硫酸多糖具有高活性除了上述原因外还与构成主链的单糖环的类型有关，例如，由呋喃单糖组成的硫酸多糖的抗 HIV-1 活性高，而且随脱氧糖含量的降低而加强。因此多糖的主链结构，即糖单元类型、单糖环、糖苷键等，都影响多糖的抗 HIV 的活性。

（二）黄酮类

黄酮类化合物的许多药理活性已被实验证明，如抗氧化、抗炎、抗癌等作用。这是因为其在不同的碳位上发生羟基或者甲氧基取代时，就成为各种类黄酮色素，从而具有不同的理化性质。因此，了解黄酮类化合物的构效关系对于了解这种化合物并创制新药具有很高的价值。黄酮类化合物最普遍最重要的生物生理活性是抗氧化作用。这是因为黄酮类化合物作为超氧阴离子和羟基自由基离子的清除剂，其 C 环的 C_2 与 C_3 间的双键、B 环 4-OH 是清除超氧自由基的关键，黄酮存在的邻而羟基也是清除羟基自由基的关键。现代研究发现，正是由于存在着上述抗氧化自由基，黄酮类化合物具有抗炎、心血管等生物活性。

黄酮类化合物的抗癌作用近来也受到人民的普遍关注，其在抗突变、抗增殖、抑制癌细胞入侵等方面具有很好的效果。这是因为黄酮类化合物的抗肿瘤活性与其抗自由基离子作用从而抑制酶活性并降低癌细胞得耐药性。此外，黄酮类化合物的抗肿瘤活性与抗自由及作用还具有诱导肿瘤细胞凋亡、诱导细胞周期阻滞的作用，这些都证明黄酮类化合物在防治肿瘤方面具有很高的价值。黄酮类化合物主要通过影响细胞的分泌过程、有丝分裂以及细胞间的相互作用起到抗炎免疫的作用。这是因为黄酮 A 环的 5 和 7 位同时有甲氧基时，其抗炎活性表现得作为强烈。黄酮苷类化合物可以抑制白细胞胰肽酶 E 和白明胶酶，这与其含有的其羟基和半酰基是分不开的。

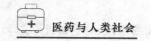

（三）生物碱类

毒扁豆碱为叫哚哚衍生物类生物碱。构效关系研究发现毒扁豆碱 C 环对毒扁豆碱的结构改造主要在以下 3 个方面：① 保留三环骨架的结构修饰；② 保留 A、B 两环即二氢吲哚环的结构修饰；③ 仅保留 A 环即苯环的结构修饰。研究发现在结构改造时若想保持较高抑酶活力、较小毒性和较长抑制时间，保留二氢吲哚环的结构是十分必要的。在实验中我们还发现当将毒扁豆碱侧链氮上甲基改造成适当长度的烷基，并将三环骨架变为二氢吲哚骨架，在 1-位和 3-位以适当的小烷基取代，可在保证抑酶活性的同时延长抑酶时间并降低毒性，从中有望得到优于庚烷毒扁豆碱的治疗老年性痴呆症药物。

吗啡类生物碱的构效关系表明：吗啡及其衍生物的基本化学结构由 4 部分组成：① 保留 4 个双键的氢化菲核（环 A、B、C）；② 与菲核环 B 稠合的 N-甲基哌啶环；③ 连接环 A 与环 C 的氧桥；④ 环 A 上的一个酚羟基与环 C 上的醇羟基。环 A 的 3-位和环 C 的 6-位分别有一个羟基，都具有重要的药理作用。吗啡的环 A 上是一个酚羟基，环 C 上是一个醇羟基。研究发现 3-位或 6-位羟基的醚化、酰化、氮原子取代基的改变，6-位羟基的氧化等以及引入新的基团都会影响吗啡的活性。但是在不改变基本结构的情况下，除了氮上取代基的改变外，镇痛活性的改变往往与成瘾性平行。如当 3-位羟基被甲氧基取代，就成为可待因，镇痛作用明显减弱。3-位和 6-位羟基均被甲氧基取代，则成为蒂巴因，药物的效能改变。9 阿片受体激动剂为了增强镇痛作用，将吗啡 6-位羟基氧化成酮基，7,8-位双键被还原，得到双氢吗啡酮，镇痛作用较吗啡大 3~5 倍，但成瘾性较吗啡高，应用受到限制。环 A 和环 C 之间有氧桥相连，如果氧桥被破坏，就变成了去水吗啡，将失去其镇痛效能作用反而产生催吐作用等。

二萜生物碱主要分布在毛茛科的乌头属和翠雀属植物中，其中大多是 C_{19} 二萜生物碱，其活性报道也主要集中于 C_{19} 二萜生物碱。滇乌碱（T1）、滇西嘟拉碱甲（T2）、3-乙酰滇乌碱（T3）是三个二萜类生物碱。三者在化学结构上仅 3 位取代基不同，T2 为镇痛抗炎新药，其构效关系表明：镇痛作用 T1>T2>T3，毒性 T1>T2，T1>T3，镇痛治疗指数 T3>T2>T1。所以认为滇乌头碱类生物碱 3 位上取代基与镇痛效应及毒性关系密切，我们还发现羟基乙酰化能提高此类生物碱的镇痛指数，并提示改变 3 位上的基团有可能把药理活性与毒性分开。镇痛作用强度为吗啡的 15.3~65.5 倍，但是有无耐药性、成瘾性等，还有待进一步研究得到新的镇痛药。

西贝素是土耳其的王贝母（百合科）植物鳞茎中甾类生物碱，有抗胆碱活性作用，通过构效关系实验表明西贝素 6 位的酮基对抗胆碱能活性起至关重要作用。通过对石蒜碱内铵醋酸盐对动物肿瘤的疗效与毒性构效关系研究发现分子内部保留季铵基和酚羟基与抗肿瘤活性有一定关系。

（四）香豆素类

近年来，不同来源香豆素的抗肿瘤作用已经通过多种细胞模型研究逐步深入分子机制，氧自由与肿瘤发生发展的关系密切。研究抗氧化机制发现，香豆素母环上的羰基结合于 XO 的 Arg880，而酯 O 与 Thr100 形成氢键结合。6,7-二羟基香豆素主要是由于 6 位上的羟基结合于 XO 上的 E802 而具有非常高的亲和力。如果 6 位-羟基被甲氧基所取代形成东莨菪亭，将失去高亲和力特性。构效关系研究表明，香豆素具有 5-位、7-位甲氧基及 6-位短链（1~5 个碳）烃基能够很好地抑制 NO 的生成，抑制促炎因子 iNOS 和 COX-2 的 mRNA 表达。而 6 位的取代对抑制肿瘤坏死因子 A（TNF-A）的影响很大，但并未发现有明显的取代基电子效应规律。如 6 位被卤素取代后，活性比未被取代提高 20~30 倍，而供电基团甲氧基取代后，活性也能提高 3 倍。

新生霉素、氯新生霉素及香豆霉素均属于香豆素类化合物抗生素，是 Ò 型 DNA 拓扑酶、DNA 旋转酶抑制药。一般糖单元可增加化合物的水溶性，而糖单元本身没有活性。研究表明，3-氨基-4,7-二羟基香豆素（ADHC）部分及其 7 位上诺维糖基均为此类抗生素的抗菌活性所必需，且这两部分上的取代基不同将显著影响其抗菌活性。刘洋等研究表明，3-O-氨基甲酰基诺维糖有一定活性，与 3-乙酰氨基-7-羟基香豆素成苷后得到的衍生物活性比成苷前提高几十倍。氯新生霉素的构效关系研究表明，3-二甲基烯丙基-4-羟基苯甲酰基的结构修饰将不同程度的减弱其生物活性，且 3 位的疏水性烷基也是活性发挥所必需。另外，香豆素母环 7 位游离羟基的存在对其抗细菌活性发挥具有重要意义，而 6 位游离羟基则是抗真菌活性所必需。但也有研究显示，6 位游离羟基也是抗细菌活性所必需。母环上 7 位有一个甲氧基，6 位和（或）8 位存在游离羟基就使得香豆素具有广谱抗菌活性。具有游离羟基香豆素的抗菌活性可能与其酚羟基结构的清除自由基、抗氧化功能有关。蛇床子素具有抗丙肝病毒活性，以 100 mg/kg 剂量腹腔注射可抑制刀豆素 A（Con-A）诱导的血浆丙氨酸氨基转移酶（ALT）的提高，抑制率为 85%。Osthenol（蛇床子素 7 位甲氧基取代为羟基的产物）则显示出抑制率为 32%，而 7-羟基香豆素抑制率为 9%。由此表明，7 位上的甲氧基和 8 位上 3-甲基-2-丁烯基是蛇床子素发挥活性所必需。许多合成化合物具有蛇床子素结构类似的均具有抗丙肝病毒活性。OKAMOTO 等合成 28 个蛇床子素衍生物，筛选出 3 个化合物具有显著抑制 Con-A 诱导的血浆 ALT 的提高。而一些与蛇床子素结构相似的 7-丙基氧衍生物也体现出了抑制丙肝病毒及丙肝相关病毒的生物活性。

第二节　药物在体内的作用过程

一、概　述

药理学的研究内容包括：药物效应动力学（pharmacodynamics）和药物代谢动力学（Pharmacokinetics）。药物效应动力学简称药效学，主要研究药物对机体的作用，包括药物的作用和效应、作用机制及临床应用等。药物代谢动力学（Pharmacokinetics）是应用动力学原理与数学处理方法，定量描述药物在体内动态变化规律的学科。主要包括药物在体内的吸收、分布、代谢和排泄过程，即 ADME（absorption, distribution, metabolize, excretion）。

二、口服药物的吸收

（一）生物膜的结构

生物膜的结构是脂质双分子层（Lipid bilayers）。生物膜性质有膜的流动性、膜结构的不对称性、膜结构的半透性。

（二）膜转运途径

膜转运途径包括细胞通道转运（transcellular pathway）和细胞旁路通道转运（paracellular pathway）。药物的转运机制包括被动转运（passive transport）、载体媒介转运（carrier-mediated transport）、膜动转运（membrane mobile transport）。

被动转运包括单纯扩散（simple diffusion）和膜孔转运（pore transport）。特点：顺浓度差、不需要载体、不耗能、无饱和性、无竞争。影响因素：分子量、脂溶性、极性。载体媒介转运是借助生物膜上的载体蛋白（transporters）作用，分为促进扩散和主动转运。促进扩散：顺浓度差、需要载体蛋白、不耗能、有饱和现象。主动转运：逆浓度差、耗能、需要载体蛋白、有饱和现象。膜动转运是细胞膜的主动变形将药物摄入细胞内或从细胞内释放到细胞外的转运过程。包括胞饮、吞噬。

（三）影响药物吸收的因素

影响药物吸收的生理因素有：胃肠液的成分与性质；消化系统因素（胃排空）；循环系统因素（肝脏首过效应）；疾病因素 。影响药物吸收的物理化学因素有：解离度与脂溶性；溶出速率；药物在胃肠道中的稳定性。

（四）口服药物吸收研究的细胞模型

口服药物吸收的研究方法主要是 Caco-2 细胞模型。吸收是口服药物能够发挥疗效的关键，小肠是药物吸收的主要场所，肠上皮细胞屏障及酶系统是药物吸收的主要屏障，Caco-2（the human colon carcinoma cell line）细胞模型是近十几年来国外广泛采用的一种药物肠吸收的体外模型，Caco-2 细胞模型用于研究药物吸收转运比较简便，且重复性好。Caco-2 细胞模型除用于预测药物的体内吸收外，还可应用于药物分子理化性质的研究、药物制剂筛选研究、药物相互作用研究、前体药物口服吸收的快速评价、药物在小肠上皮的代谢稳定性的研究及肠腔内 pH 值对药物吸收影响的考察等。近年来在包括药学领域的各研究领域中，对肠上皮细胞系 Caco-2 的研究均有显著增加，通常用于药物的体外细胞转运实验和体内药物转运的预测。这主要由于 Caco-2 细胞具有多方面的优点：同时测定药物摄取和跨膜转运；Caco-2 细胞内具有药物代谢酶，可以在代谢状况下测定药物的跨膜转运；Caco-2 细胞来源于人结肠腺癌细胞，同源性好，生命力强；可用于区分肠腔内不同吸收途径的差别。Caco-2 细胞模型也有一定的缺点，如缺少肠壁的黏液层；缺少细胞异质性；缺少部分代谢酶；屏障特性与小肠上皮细胞有一定差别。

细胞模型用于口服药物吸收研究也存在局限性。首先是体内外环境的差异性，细胞表达载体蛋白与酶的种类和数量与人体小肠内环境均存在差异，其表达水平的过高或过低，会直接造成体外评价结果与体内情况不符。Caco-2 细胞可以表达足够的水解酶、酯酶和刷状缘酶，但是却不能表达足够的首过代谢酶 CYP3A4，这使 Caco-2 在研究该酶的代谢底物西罗莫司和咪达唑仑时遇到困难。此外，人体胃肠道的 pH 值变化会影响药物的吸收，但是在用细胞模型评价药物吸收、转运时，通常是在固定 pH 值的条件下完成的。其次是客观条件的影响。用细胞模型评价药物肠吸收时，细胞培养条件和细胞系本身对试验结果影响很大。研究发现，培养条件、实验操作及细胞年龄的差异会使细胞产生不同的形态学特征和标记物，从而导致同一模型药物的转运研究在不同实验室甚至同一实验室间产生很大的差异，导致研究结果没有可比性。细胞系本身的不同也会造成结果的差异，不同 Caco-2 细胞系紧密连接程度、TEER 值（单层细胞跨膜电阻值）及转运蛋白的表达水平均不相同，导致研究结果不一致。

根据药物的性质挑选合适的细胞模型，还可选用多种细胞模型，或结合其他肠吸收方法如在体肠灌流法、外翻肠囊法和平行人造膜通透性测定法（PAMPA）等进行综合评价，增加结论的准确性。目前细胞模型仍然是一种非常有价值的体外模型，特别在化合物的高通量筛选方面具有明显优势。已经有研究致力于改进培养条件，发展自动化、微型化的细胞模型，旨在扩大其应用范围和评价效率。

三、药物在体内的分布

药物的分布（distribution）是指药物从给药部位吸收进入血液后，由循环系统运送至体内各脏器、组织、体液和细胞的转运过程。药物的体内分布与疗效、组织蓄积、毒副作用相关。药物从血液向组织器官的分布的速度取决于组织器官的血液灌流速度和药物与组织器官的亲和力。药效的起始时间和药效强度受给药剂量及药物在血液中分布的影响。

1. 表观分布容积

表观分布容积（Apparent volume of distribution）是假设在药物充分分布的前提下，体内全部药物按血中同样浓度溶解时所需的体液容积。无生理学意义，不指体内含药物的真正容积，用于了解药物在体内的分布程度。当药物主要与血浆蛋白结合，其表观分布容积小于实际分布容积。当药物主要与血管外的组织结合，其表观分布容积大于实际分布容积。

2. 影响分布的因素

影响分布的因素包括：体内循环与血管透过性的影响、药物与血浆蛋白结合能力、药物的理化性质与透过生物膜的能力、药物与组织亲和力。

3. 蓄　积

药物的体内分布与蓄积。蓄积概念：药物连续应用时，某组织中的药物浓度有逐渐升高的趋势。蓄积产生原因：药物对某些组织有特殊亲和性，药物从组织解脱入血的速度比进入组织速度慢。蓄积的意义是药物贮库和药物中毒。

四、药物代谢

药物被机体吸收后，在体内各种酶及体液环境作用下，可发生一系列化学反应，导致药物化学结构上的转变，称为药物的代谢过程（drug metabolizing process），药物代谢又称生物转化（biotransformation），它反映了机体对外来药物的处理能力。代谢产物极性大，有利于排出体外。药物代谢的临床意义包括：使药物失去活性，使药物降低活性，使药物活性增强，使药理作用激活，产生毒性代谢物。

（一）药物代谢酶系统

药物代谢酶系统分为微粒体药物代谢酶系和非微粒体酶系。微粒体药物代谢酶系存在于肝脏或其他细胞。单加氧酶是最重要的酶系。细胞色素 P450、还原型烟酰胺腺嘌呤二核苷酸磷酸酯、分子氧、Mg^{2+}、黄素蛋白、非血红素铁蛋白。非微粒体酶系参与某些氧化、还原、水解反应。药物代谢的部位与药物代谢酶在体内的分布及局部器官和组织的血流量有关。肝脏是最重要的代谢器官，其次是胃肠道。

口服药物在吸收过程中，药物在消化道和肝脏中发生的生物转化作用，使部分药物被代谢，最终进入体循环的原形药物量减少的现象，称为"首过效应"（first pass effect）。避免首过效应的方法：舌下、直肠、经皮、经鼻、口腔黏膜。药剂直接通过舌下毛细血管吸收入血，完成吸收过程的一种给药方式。舌下含服给药量有限，但因为无首过（首关）消除（first pass elimniation），药物可以通过毛细血管壁被吸收，药物分子能顺利通过较大分子间隙，吸收完全且速度较快。适用于需要快速比较紧急或避免肝脏的（首关）消除的方法。

（二）影响药物代谢的因素

影响药物代谢的因素包括：给药途径对药物代谢的影响，同一药物由于给药途径不同可影响药物的代谢过程；给药剂量和剂型对药物代谢的影响；药物的光学异构特性对药物代谢的影响；酶抑制和诱导作用对药物代谢的影响；生理因素对药物代谢的影响，年龄、性别、种族和个体差异、饮食等。

（三）Cocktail 探针药物法

Breimer 和 Schellens 等人首先在 20 世纪 80 年代末提出了"Cocktail"探针药物法。探针药物法即某些经细胞色素 P450 代谢的药，以其代谢物和原型药的比例或速率衡量酶代谢能力变化的方法。将几种经不同酶代谢的药物同时给予的方法称为"Cocktail"探针药物法，即"鸡尾酒"探针药物法。最初主要用于评估药物在体内代谢方面的相互作用，其实用性和有效性也得到了初步的证实。现在"Cocktail"探针药物法的应用则更加广泛，它可以用于体内外测定细胞色素 P450 酶的活性。对体内药物代谢酶活性的定量测定具有重要的应用价值：它可以用于研究代谢酶活性与疾病之间的关系，研究药物间的相互作用，同时也可以应用在遗传变异性的研究中。

"Cocktail"探针药物法的应用。

1. 测定药物代谢酶活性

细胞色素 P450（cyto2chrome P450，CYP）属血红蛋白类酶，是人体内最重要的药物代谢酶系，主要有 CYP1A2、CYP2C9、CYP2C19、CYP2D6、CYP2E1 和 CYP3A4。在人体中许多因素如基因多态性、年龄、性别、疾病和环境等都可以影响 CYP450 酶的活性。目前测定酶活性的方法有两种：一是基因分析法，即采用基因分型的方法直接测定特定的 DNA 变异来评价药物代谢酶，但是由于个体代谢酶基因的变异发生频率较低，而且很多变异是非特征性的以及基因型检测费用高，只能定性不能定量等原因都限制了该方法的实际应用；二是探针药法，即直接测定体内药物代谢酶的活性（表现型）的方法，它不仅考虑了基因而且还考虑了环境因素对代谢酶活性的影响，但操作较复杂。采用"Cocktail"探针药物法可以同时评价几种药物代谢酶的活性，它与单独使用一种探针药物相比具有很多优点，如可以降低个体间和个体内药物代谢酶活性变异的影响，同时还可以缩短分析周期降低实验费用。

2. 评价药物间是否存在着相互作用

大多数药物都要经由 P450 酶代谢，因此多种药物的同时服用就可能对药物的代谢产生抑制、活化或者诱导作用。这种药物间的相互作用可能引起严重的不良反应，尤其是对那些治疗窗狭窄的药物。它可能导致药物不能上市或者上市后停药，或者是有非常严格的处方限制，这些都会阻碍该药的发展。因此，美国食品与药物管理局（FDA）在新的指导原则中明确指出了新药在临床研究阶段就应考察该药在体内的代谢情况及与其他药物间的相互作用。使用"Cocktail"探针药物法评价药物对体内主要药物代谢酶的作用，比单独一种探针药物具有明显优势，因此成为考察药物间相互作用一个普遍的筛选工具。首先要进行体外实验，如果发现该药物抑制或诱导主要药物代谢酶，那么接下来再进行体内实验。

一个理想的用于体内药物代谢酶活性测定的"Cocktail"探针要求具备下列条件：

（1）药物可得而且易得，并且只被一种特定的亚型催化或即使被几种亚型催化但已确知其各条代谢途径及其产物。

（2）活体中在给予的剂量下其代谢应遵循一级动力学变化，并且其代谢不受肝血流和蛋白结合的影响。

（3）给药和采样应简单和无损伤，在给药剂量下应确保安全性。

（4）在给予的剂量下应对所检测的亚型的活性无影响。

（5）可以同时测定几种主要的 P450 酶的亚型。

（6）药物之间不存在相互作用。

"Cocktail"探针药物法因其强大的分析能力和广泛的适用性而得到成功应用。它是鉴定药物间是否存在着相互作用的有效的方法。在体内应用"Cocktail"探针药物法就可以对药物的相互作用进行更快更早的定性，为后期大量的临床研究提供指导，也为临床复方给药的组方提供依据。

五、药物排泄

药物以原形或代谢物通过排泄器官排出体外的过程叫药物的排泄；是药物自体内消除的一种形式。药物的排泄途径包括肾排泄、胆汁排泄、肺呼吸、汗液、唾液、乳汁。

1. 肾排泄

肾排泄是肾小球滤过、肾小管分泌和肾小管重吸收三者的综合结果。肾小球滤过速度快、量多：1/5 血浆被滤过，每天滤过量可达 180 L，成为原尿。除血细胞和大分子蛋白质（分子量>69000）外，血浆中未结合药物、水和小分子物质全部滤过进入肾小囊腔中。肾血流量增加，有效滤过压和滤过面积增加，滤过率随之增加。一般血压范围内，肾主要依靠自身调节保持血流量相对稳定，以维持正常的泌尿功能。溶解于血浆中机体必需的成分、药物以及 99%的水分将被重吸收回血液。代谢产生废物和尿素、尿酸几乎不被重吸收，肌酐酸则完全不被重吸收。

应用甘露醇等利尿剂来增加尿量而促进某些药物的排泄，以达解毒的目的。原因：甘露醇可被肾小球滤过而不能被肾小管重吸收，因此提高了小管液中溶质浓度，引起尿量增多，这种利尿方式称渗透性利尿。故甘露醇可作为利尿药应用于临床。

2. 胆汁排泄

胆汁排泄是肾外排泄中最主要途径；机体中重要的物质如 VitA、D、E、B12、性激素、甲状腺素以及一些药物经胆汁排泄。胆汁排泄是一个复杂的过程，包括在肝细胞中的摄取、贮存、生物转化及向胆汁转运。具分子量的阈值，分子量在 300 ~ 5000 内的药物，可从胆汁排泄。具一定的极性和化学基团，如卤素、羧基、磺酸基或铵离子等。极性强，胆汁排泄多。

药物在唾液中的浓度约等于血浆中游离药物浓度，转运机制：被动扩散。唾液排泄对药物的消除没有临床意义，但可利用唾液中药浓与血浆药浓比值相对稳定的规律（$S/P \approx 0.3 \sim 0.9$），以药物唾液浓度代替血浓，研究药物动力学。

一些分子量较小、沸点较低的物质，如吸入麻醉剂、二甲亚砜以及某些代谢废气，可随肺呼气排出。

　　影响药物排泄的因素包括生理因素、药物及剂型因素、疾病因素以及药物相互作用的影响。

第三节　医药材料与药物剂型

一、医用材料

　　医用材料是一种与人类的生命和健康密切相关的新型材料。由于材料选择的多样性和生物功能的可代替性，已受到科技界的广泛重视，成为最有发展前景的材料之一。医用功能材料又称为生物材料或生物医学材料，是一种特殊的功能材料，是研制人工器官的物质基础，是一类与人类的生命和健康密切相关的新型材料。我国 1994 年出版的《材料大词典》将生物材料定义为"用以和生物系统结合，以诊断、治疗或替换机体中的组织、器官或增进其功能的材料。"

　　生物材料一般要求十分严格，因为生物体内部是一个非常复杂的环境。不管是动物还是人类都有一种很好的"自卫能力"，以抵抗异物的入侵。植入材料对生物体来说是异物，它会诱使生物体做出反应。例如，人体血液中 T 淋巴细胞会数量陡增，向移植进来的器官发动猛攻，并在其表面形成血凝、血栓。同时，生物体内充满了各种腐蚀性介质不断腐蚀异物，可能导致材料周围的组织发炎、坏死。所有这一切都构成生物的排他性。与生物系统直接结合是生物医学材料最基本的特征，生物医学材料毫无例外地必须具有与生物体的组织相容性，这是生物医学材料区别于其他功能材料的最重要特征。

　　所以生物材料必须具备以下几方面条件：① 生物相容性。即能被人体接受，不致癌，不引起中毒、血栓、凝血等副作用。② 生物适应性和良好的化学稳定性。无毒，抗体液、血液及酶的体内生物老化作用，在生物体内不分解或产生沉淀等。③ 良好的物理性能，具有一定强度和较轻重量。

　　迄今为止被详细研究过的生物材料已有 1000 余种，在医学临床上广泛应用的也有几十种，涉及材料学科的各个领域。

（一）根据生物材料属性分类

1. 生物医用金属材料

　　生物医用金属材料是用作生物医学材料的金属或合金。医用金属材料具有较高的机械强度和抗疲劳性能，是临床应用最广泛的植入材料。已用于临床的医用金属材料有不锈钢、钴合金和钛合金、形状记忆合金、贵金属以及纯金属钽、铌、锆等。但金属材料植入人体后，虽然与人体组织不发生亲和性的化学反应，但始终作为异体存在，易产生松动、变形。应用中的主要问题是由于生理环境的腐蚀而造成的金属离子向周围组织扩散，刺激周围组织发炎，甚至坏死，最终导致植入失败。目前，国内外正开展在金属生物材料表面注氮，以提高表面生物相容性、硬度、耐磨性和耐腐性等的研究工作。

2. 生物医用高分子材料

生物医用高分子材料与人体器官组织的天然高分子有着极其相似的化学结构和物理性能，因而可以部分或全部取代有关器官，是现代医学的重要支柱材料。从生物性能来看高分子材料又分为可在生物环境作用下，逐步降解为能通过正常的新陈代谢，被机体吸收利用或被排出体外的小分子的可降解型和在生物环境中能长期保持稳定，不发生降解，相互之间不发生化学反应，并具有良好物理性能的非降解型。可降解型高分子主要用于药物释放，手术缝合线等。非降解型高分子用于人体软硬组织修复体，人工器官等的制造。医用高分子材料是生物医学材料中应用最为广泛、用量最大的材料，也是正在迅速发展的领域。

3. 生物医用无机非金属材料（生物陶瓷）

生物陶瓷材料是无机生物医用非金属材料，具有无毒副作用，与生物体组织有良好的生物相容性、耐腐蚀等优点。根据其生物性能，生物陶瓷可分为两类：结构稳定，强度和硬度高，耐磨性，化学稳定性和耐腐蚀性好，近于惰性的生物陶瓷；化学成分与人体硬组织的无机质极为相似，种植时，能与组织密合，无炎症或刺激反应的生物活性陶瓷。生物陶瓷主要存在的问题是强度和韧性较差。氧化铝、氧化锆陶瓷耐压、耐磨和化学稳定性比金属、有机材料都好；但也存在脆性大的问题，难以满足人体承力较大部位的要求。

4. 生物医用复合材料

生物医用复合材料是由两种或两种以上不同材料复合而成的生物医学材料。不仅要求组分材料自身必须满足生物相容性的要求。而且复合之后不允许出现有损材料生物学性能的性质。医用高分子材料，医用金属和合金以及生物陶瓷均可既作为基材，又可作为增强剂或填料，它们相互搭配或组合形成了大量性质各异的生物医学复合材料。

5. 生物医用衍生材料

生物医用衍生材料是由经过特殊处理的天然生物组织形成的生物医用材料，又称生物再生材料。特殊处理包括轻微处理和强烈处理。前者是维持组织原有构型，对它进行固定、灭菌等的较轻微的处理。后者是拆散原有构型、重建新的物理形态的强烈处理。

（二）人体功能替代或修复用高分子材料

人体功能替代或修复用高分子材料主要用于替代或修复人体已受损的部分组织或特定器官，从而使其原有功能得到恢复，主要涉及人工器官材料、部分功能修复材料、组织工程材料、医用黏合剂、缝合线用高分子材料等。

1. 人工器官材料

在临床医学实践中，经常需要对人体局部的组织或器官进行替代性治疗，即需要将人工脏器引入人体系统，以永久性、暂时性或在一定时期内替代原有脏器的功能，促进人体系统功能的正常运行，达到治疗病患的目的。其中需要直接植入体内的永久性人工脏器有人工血管、人工心脏瓣膜、人工食道、人工气管、人工胆管、人工尿道、人工骨、人工关节等。此外还有在手术过程中暂时替代使用的人工肾脏、人工心脏、人工肺、人工肝脏等，以及一定治疗时期内起到功能替代作用的人工皮肤等。用来制造人工血管、人工心脏瓣膜、人工肺、人工肾等人工器官的高分子材料，通常都要与血液接触，因而必须具有良好的血液相容性、抗凝血性和抗细菌黏附性，即在其表面不应产生血栓、不引起血小板变形，不发生以生物材料为中心的感染等生物性能。此外还要求它具有与人体血管相似的弹性、延展性以及良好的耐疲劳性等物理性能。其中人工血管用高分子材料有尼龙、聚酯、聚四氟乙烯、聚丙烯及聚氨酯等。人工心脏材料多用聚氨酯和硅橡胶等。人工肺则多用聚四氟乙烯、硅橡胶、超薄聚砜（涂在多孔 PP 膜上）、超薄乙基纤维（涂在 PE 无纺布或多孔 PP 膜上）等材料。人工肾用材料除要求具备良好的血液相容性等生物性能外，还要求材料具有足够的湿态强度、有适宜的超滤渗透性等性能，可用于人工肾的高分子材料有醋酸纤维素、尼龙、聚砜及聚醚砜等。

2. 部分功能修复材料

部分功能修复材料主要用于对人体组织或器官的功能缺损进行部分功能修复，如用于矫正视力的角膜接触眼镜、人工角膜和人工晶体，协助恢复听觉功能的人工耳朵，以及其他如假肢、人工鼻、人工乳房等各种需要功能修复的情况。部分功能修复材料的应用，相对人工器官的而言一般不会影响到"生命"，但对改善病患者的生活质量有重要意义。常用的隐形眼镜材料有聚甲基丙烯酸-8-羟乙酯，聚甲基丙烯酸-8-羟乙酯-N-乙烯吡咯烷酮，聚甲基丙烯酸-8-羟乙酯-甲基丙烯酸戊酯，聚甲基丙烯酸甘油酯-N-乙烯吡咯烷酮等。人工角膜可用硅橡胶、聚甲基丙烯酸酯类或聚酯等薄膜制备。人工晶状体的主体材料可用聚甲基丙烯酸酯类等。

3. 组织工程用高分子材料

组织工程学是应用工程学和生命科学的原理和方法来了解正常和病理的哺乳类组织的结构—功能关系，以及研制生物代用品以恢复、维持或改善其功能的一门科学。采用组织工程技术可以在了解和运用生命科学规律的基础上，开发可主动诱导、激发人体组织器官再生修复等功能的新型智能修复材料，这种材料在设计上一般由活体组织和人工材料有机结合而成，在分子设计上以促进周围组织细胞生长为预想功能，其关键在于诱使配合基和组织细胞表面的特殊位点发生作用，以提高组织细胞的分裂和生长速度，在人体组织迅速成长和恢复的同时，最初所采用的高分子材料的功能逐渐消退，最终在生物体内降解并消失，实现人体器官或组织及其功能的完全恢复。在细胞大规模培养技术和生物相容性材料研发日臻成熟的条件下，创造由活细胞和生物相容性材料组成的人造生物组织或器官已经逐渐成为可能。组织工程技术将成为继人工器官和部分功能修复材料之外人体功能替代或修复用高分子材料的重要发展方向。在组织工程领域，作为这种材料使用的聚合物主要有聚乳酸（PLA）、聚羟基乙酸（PGA）及其共聚物（PLGA）等。例如，中科院化学所石桂欣等应用溶液浇铸致孔剂浸出技术制备了一系列聚乳酸及不同组成的聚乳酸-羟基乙酸多孔细胞支架，组织培养试验表明，软骨细胞在支架上繁殖情况良好，3周后已开始分泌细胞外基质 。

4. 生物医用黏合剂

生物医用黏合剂是指将组织黏合起来的组织黏合剂，作为一类生物医用高分子材料，需要具备一般软组织植入物所应有的条件，同时还应满足下列要求：（1）在活体能承受的条件下固化，使组织黏合；（2）能迅速聚合而没有过量的热和毒副产物产生；（3）在创伤愈合时黏合剂可被吸收而不干扰正常的愈合过程。医用黏合剂可黏合各种组织，如进行牙齿、血管、组织、肌肉黏合，脑动脉瘤表面补强，防止破裂黏合及骨黏合等。常用的黏合剂有 α-氰基丙烯酸烷基酯类，甲基丙烯酸甲酯-苯乙烯共聚物及亚甲基丙二酸甲基烯丙基酯等。

5. 缝合线用高分子材料

手术缝合在临床实践中对患者的快速康复有很大影响，所使用的手术缝合线一般可分为可吸收型和非吸收型两大类。可吸收类缝合线使用的材料包括天然高分子材料（如羊肠线、骨胶原、纤维蛋白等）和合成高分子材料（如聚乙烯醇、聚羟乙基丁酸酯、聚乳酸、聚氨基酸及聚羟基乙酸等）。非吸收类缝合线使用的材料包括天然纤维（如蚕丝、木棉、麻及马毛等）和合成纤维（如 PET、PA、F'P、PE 单丝、PIFE 及 PU 等）。其中由聚乳酸和聚羟基乙酸或两者的共聚物制成的可吸收缝合线，因其强度可靠，对创口缝合能力强，又可生物降解后被机体吸收而备受关注，这种缝合线凭借其优越的性能将发展成为一种理想的医用缝合线。

二、药用辅料

药用材料，即药用辅料，包括多种赋形剂与添加剂，是药物制剂的基础材料和重要的组成部分，在制剂成型的发展和生产中起着很重要的作用，它不仅赋予药物一定剂型用于临床，并且与提高药物的疗效，降低毒副作用有很大的关系。此外，在常规剂型的处方设计和确定最佳处方时以及研制开发新剂型、新品种时，都离不开辅料的选择和应用。特别是近一二十年来，由于新剂型的研究推动了新辅料的开发，新辅料的应用又促进了新剂型的发展。

药物制剂含有药理活性成分和辅料，辅料用于制剂成型，以制成一定的药物剂型，供患者服用。药用辅料广义上指的是能将药理活性物质制备成药物制剂的非药理活性组分，长期以来，辅料都被视为惰性物质，随着人们对药物由剂型中释放、被吸收过程的深入了解，现在已普遍地认识到辅料有可能改变药物从制剂中释放的速度或稳定性，从而影响其生物利用度和质量。

近年来，药用辅料的应用越来越广泛，由于辅料以及辅料与活性成分相互间的作用，可以使药物成型并保持制剂的质量稳定，在降低主药的不良反应方面也发挥出积极作用。但临床上相当一部分的不良反应是由辅料引起的，尽管发生的频率极低，却涉及人体心、血液、肺等多器官、系统，重者还将危及性命。

（一）药用辅料的分类

1. 按药用辅料化学结构及性质分类

按辅料自身的化学结构可分为无机和有机化合物。无机化合物又可分为无机酸、无机盐、无机碱，有机物可分为酸、碱、盐、醇、酚、酯、醚、纤维素及糖类等。特点在于每类辅料在化学结构上具有共性。但对有机化合物，这些共性不能保证同类化学物质具有相同的功能特性，而这些特性是其用途的基础。

2. 按剂型分类

药用辅料按剂型可分为溶液剂、合剂、乳剂、滴眼剂、滴鼻剂、片剂、胶囊剂、栓剂、颗粒剂、丸剂、膜剂、注射剂、气雾剂等。即有多少种剂型，就多少类辅料。该分类的特点在于每种剂型所使用的辅料一目了然，如药剂学教材中辅料就是按剂型分类。但一些辅料可用于多种剂型中，如明胶，既可用作胶囊剂的囊材，又可作为片剂、丸剂的包衣材料，还可作为栓剂的基质。同一物质多种用途，方便剂型研究但不便于辅料的评价。

3. 按用途分类

药用辅料按用途可分为溶媒、抛射剂、增溶剂、助悬剂、乳化剂、着色剂、黏合剂、崩解剂、填充剂、润滑剂、助流剂、助压剂、矫味剂、防腐剂、助悬剂、包衣剂、芳香剂、油墨等40多种。此分类方法适合辅料专著的撰写，因此分类方法将用途相同但理化性质不同的物质集合在一起，便于寻找规律从而开发新辅料，减少重复。虽然有些辅料如丙二醇可作为溶剂、潜溶剂、润湿剂、保湿剂、防腐剂，但这种辅料不多，一般用其主要用途，以便查询和统计。

4. 按给药途径分类

药用辅料按预定的给药途径如口服、黏膜、经皮或局部给药、注射、经鼻或吸入给药和眼部给药等进行分类。许多辅料可用于多种给药途径，且对不同的给药途径又有多种剂型，容易重复，分类混杂不清，既不便查询也不便统计。但比较适于药监部门对辅料的管理及审批。

5. 其　他

也可按用途分为影响制剂稳定性的辅料（如抗氧剂、抗氧增效剂、螯合剂、防腐剂、空气取代剂等）；影响活性成分释放和吸收的辅料（如各种缓释材料、渗透促进剂、崩解剂等）；影响制剂制造性能的辅料（如润滑剂、抗黏着剂、助流剂等）。

（二）辅料与剂型的关系

辅料在药物剂型中起两方面的作用：一是药品必须通过辅料形成剂型后方能发挥疗效。古人早有明示"病势深也，必用药剂以治之"，这是辅料对药物疗效的被动影响作用。二是受辅料制约的剂型因素可影响和改变药物的疗效，这是辅料对药物疗效的主动影响作用。

剂型是药物与辅料组成的相当复杂的物理化学系统，剂型的类别、给药部位和给药的方法以及产品质量的优劣，对药物作用的出现、强度、速度和持续时间，都有很大的影响。

剂型中活性药物是实质性的主要部分，决定着作用的整个方向。辅料则保证药物以一定的程序选择性运送到一定的组织部位，防止药物从人体释放之前失活，并使药物在体内按一定的速度和时间释放。药物借辅料形成剂型，那么，辅料在剂型形成中的主要作用应是保证药物的有效性。如从动物药材胰脏中提取的胰酶，使用肠溶包衣辅料，制备成肠溶衣片，可使其不受胃酸破坏，保证了在肠中充分发挥消化脂肪的疗效。然后是提高药物的稳定性，降低药物的毒、副作用，掩盖、改善药物不良臭味，提高或延长药物疗效。这样的例子很多，如，治疗咳喘的芸香草油，用硬脂酸钠与虫蜡为基质做成滴丸，使之具有肠溶性，既掩盖了不良臭味，也避免了对胃的刺激性，克服了引起恶心呕吐的副作用等。借助辅料使药物安全、有效、稳定、方便使用于临床成为可能。

辅料对药物疗效的主动影响主要是根据医疗要求，通过辅料改变药物的理化特性，控制药物释放、溶出性能，从而有目的地把握药物显效速度，甚至改变药物的疗效。如急症病人，需速效剂型，对液体剂型，若主药为难溶性药物，则宜以筛选能增加药物溶解度的辅料为处方设计的主要内容。因为吸收速度溶液型＞胶体型＞乳浊型＞混悬型，采用表面活性剂，用增溶的方法增加难溶性药物的溶解度，制备成溶液剂或注射剂是常见方法之一；若设计为固体剂型，则应以筛选能使药品从剂型中迅速分散、释放、溶出为主的辅料选用固体分散体载体材料，使药物成微晶甚至分子分散，做成具固体分散体特性的滴丸、片剂等固体制剂，同样具有速效作用。又如，慢性病人，需要用药持久、缓和，宜采用缓慢释放剂型，在处方设计时，以筛选能降低药物溶出速度和减小药物扩散速度的辅料为主。

通常情况下，药物在由液体分散介质形成的液态制剂中较由固体辅料形成的固体制剂中的扩散与溶出为快，所以常用填充剂、吸收剂、黏合剂、包衣材料等以减小药物扩散与溶出速度，达到缓慢释放的目的。

同一药物因使用辅料不同，制备成了不同剂型，可使其药物功效发生变化。如前述胰酶用肠溶衣料，制备成包衣片，口服，有帮助脂肪消化的功效若将其制备成注射液，对胸腔积液、血栓性静脉炎和毒蛇咬伤有明显疗效。这些与制剂中的辅料应用是分不开的，是药用辅料起到关键的作用。

所有这些因素连同给药方案，确保在相应的组织和体液中有一定的药物浓度，并获得预期的疗效。因此由适宜的辅料组成的剂型，对药的实际应用和疗效的发挥，起着积极的关键性的作用。反过来辅料本身大部分是非活性的物质，但由于辅料的品种、规格、应用处方、工艺选择、用量大小、应用于何种剂型等均会对制剂的质量及安全性起重要的影响。

（三）辅料与药物吸收

影响药物吸收的因素主要是剂型因素和生物因素，而制剂中辅料对药物的吸收率和吸收量是有密切联系的。固体药用辅料，如片、丸、胶囊、颗粒和散剂等需加入一定的稀释剂、黏合剂、崩解剂、润滑剂等赋形剂，它们对药物的溶解、吸收均可产生一定影响。一些天然聚合物，如纤维素类、淀粉、果胶、海藻等，由于具有生物可降解、无毒、价廉等特点，几十年来广泛用于药剂领域。随着药剂学的不断发展，给药系统也不断改进，因此迫切需要具有新功能、可满足人们需要的新型辅料。如纤维素中的甲基纤维素、羧甲基纤维素钠等。

甘油为药物制剂重要的赋形剂，黏度大，吸水性和渗透性强，能降低水的表面张力。甘油在以下浓度的水溶液作药物溶媒，肌肉注射，药物吸收良好。稀释剂对药物的释放可产生吸附作用或分散作用。药物被稀释剂吸附后，有时会使释放延缓而疗效降低，药物被不溶性稀释剂分散后，其表面积增加，溶解度因而增加。黏合剂能增加药物微粒之间的黏合作用，因此起着与崩解剂相反的作用，有时随着品种的不同，会不同程度地降低制剂中药物的溶出率，特别是水难溶性的药物，黏合剂的选择将是起关键的影响作用。合理应用崩解剂，不仅能使制剂具有优异的外观，而且能提高制剂的内在质量。目前已有纤维素类、低取代度羟丙基纤维素（CMC）、交联度的羧甲基纤维素、交联的聚乙烯吡咯烷酮钾（PVP）、海藻酸钠、海藻酸钙铵及淀粉类。润滑剂多为水不溶性的物质能阻止药物与水和液体的接触，妨碍药物的润湿和释放。如硬脂酸镁妨碍水分渗透，能使胶囊剂崩解时间过长，而十二烷基硫酸镁为水溶性润滑剂，能促进颗粒分散和增加溶出。药物在剂型中的分散程度与疗效有密切的关系，难溶性的药物不仅溶解度极小，溶解速率也相当得缓慢。将难溶性的药物用水溶性高分子物料作载体通过熔融法或共沉淀法形成药物在固体分散体中的高度分散体系，用以制备口服固体制剂增加难溶性药物的溶解速率，提高生物利用度。水溶性载体以 PEG 类、PVP 类为代表。

三、药物剂型

药物在供给临床使用前，为适应治疗或预防的需要，而制备成不同的药物应用形式。通俗地说，就是我们平常所接触的片剂、胶囊、乳膏、针剂等。药物制成不同的剂型后，不仅增加了药物的稳定性，便于药物的贮存、运输和携带，而且药物剂量准确，方便患者使用，部分药物还可减轻不良反应。到目前为止，药物剂型已有几十种之多，比较常用的也有二三十种。现选择最基本、常用的一些剂型介绍如下。

（一）片　剂

指将药材提取物、药材提取物加药材细粉或药材细粉与适宜辅料混匀压制而成的圆片状或异形片状的制剂。包含口服片剂和腔用片剂。

口服片剂指供口服的片剂。多数片剂中的药物经胃肠道吸收而发挥作用，也有的片剂中的药物是在胃肠道局部发挥作用。

1. 普通片

普通片是指将药物与辅料混合而压制成的片剂，一般应用水吞服，又称之为压制片或素片。

2. 包衣片

包衣片是指在片心（压制片）外包衣膜的片剂。包衣的目的是增加片剂中药物的稳定性，掩盖药物的不良气味，改善片剂的外观等。包衣片又可分为：① 糖衣片，指主要用糖为包衣材料包制而成的片剂；② 薄膜衣片，指外包高分子材料的薄膜的片剂；③ 肠溶衣片，指外包在胃液中不溶解，但在肠液中可溶的衣层的片剂，目的是防止药物在胃液中破坏及药物对胃的刺激性等。

3. 多层片

多层片是指由两层或数层（组分、配方或色泽不同）组成的片剂。每层含有不同的药物或辅料，其目的是改善外观或调节作用时间或减少两层中药物的接触，减少配伍变化或达到缓释、控释的效果。

4. 含化片

含化片是指含于口腔中，药物缓慢溶解产生持久局部作用的片剂。含片中的药物应是易溶性的，主要起局部消炎、杀菌、收敛、止痛或局部麻醉作用，如银黄含片。

5. 舌下片

舌下片是指置于舌下能迅速融化，药物经舌下黏膜吸收发挥全身作用的片剂。主要适用于急症的治疗，如硝酸甘油舌下片。

6. 口腔贴片

口腔贴片是指黏贴于口腔，经黏膜吸收后起局部或全身作用的片剂。

7. 咀嚼片

咀嚼片是指在口中嚼碎后咽下的片剂。此类片剂较适于幼儿，幼儿不会吞服片剂，幼儿用片中需加入糖类及适宜香料以改善口感。崩解困难的药物制成咀嚼片加速崩解和吸收。

8. 溶液片

溶液片临用前加水溶解而成溶液。此种片剂既有口服者，又有供其他用途者。口服者可达速效目的，如阿司匹林溶液片；其他特殊用途者，如杀菌用药物的片剂，口服有毒，应加鲜明的标注不得入口。

9. 泡腾片

泡腾片是指含有泡腾崩解剂的片剂。泡腾片遇水可产生气体（一般为二氧化碳），使片剂快速崩解，多用于可溶性药物的片剂，例如泡腾维生素 C 片等。（胃溃疡患者不宜用）必须先溶于水在饮用。

10. 分散片

分散片是指置于温水中可以迅速崩解，药物等分散于水中，形成混悬液的片剂。此种片剂适于婴幼儿（药味不苦等时）及老年人，并有速释的作用。可口服或加水分散后饮用，也可咀嚼或含服（分散快、吸收快、见效快）。分散后无沉淀现象。

11. 长效片

长效片是指药物缓慢释放而延长作用时间的片剂。此类药物不能掰开或嚼服。控释片（恒速释放药物）：能在设定的时间内自动的已设定的速度释放药物。缓释片（非恒速释放药物）：只用药后能在较长时间内持续释放药物以达到延长药效的目的。可以减轻药物对肠道及人体造成过大的刺激，同时药物可以持续供给，也就是维持人体血液中药物的含量，从而达到更好吸收的目的。

（二）注射剂

注射剂是指药物制成的供注入人体内的灭菌溶液、乳状液或混悬液，以及供临用前配成溶液或混悬液的无菌粉末或浓溶液的无菌制剂。

优点：给药剂量准确、药物作用迅速可靠；适用于不宜口服的药物；适用于不能口服给药的病人；局部定位作用。缺点：不如口服给药安全；使用不便且产生疼痛；制备过程复杂。

根据医疗上的需要，注射剂的给药途径主要有以下几种：

（1）静脉注射：分为静脉推注和静脉滴注。静脉推注用量小，一般 5~50 mL；静脉滴注用量大，多达数千毫升。静脉注射药效快，常作急救、补充体液以及供给营养的手段，大多为水溶液。油溶液和一般混悬型注射液不宜用于静脉注射。

（2）椎管腔注：由于神经组织比较敏感，脊髓液循环较慢，渗透压的紊乱，能很快引起头痛和呕吐，所以椎管腔注射质量应严格控制，其渗透压应与脊椎液相等，体积在 10 mL 以下。

（3）肌内注射：肌内注射一次剂量一般在 5 mL 以下，除水溶液外，油溶液、混悬液和中药注射剂均可作肌内注射。

（4）皮下注射：注射于真皮和肌肉之间，药物吸收速度稍慢，注射剂量通常为 1～2 mL，皮下注射剂主要是水溶液。

（5）皮内注射：皮内注射系将药液注射于表皮和真皮之间，一次注射量在 0.2 mL 以下，常用于过敏性试验或疾病诊断，如青霉素皮试液和旧结核菌素稀释液。

由于注射剂直接注入人体内部，所以必须确保注射剂的质量，注射剂的质量要求有：

（1）无菌：注射剂成品中不应含有任何活的微生物，不管用什么方法制备都必须达到药典无菌检查的要求。

（2）无热原：无热原是注射剂的重要质量指标，特别是用量大的，供静脉注射及脊椎腔注射的药物制剂，均需进行热原检查，合格后方能使用。

（3）澄明度：注射溶液要在规定的条件下检查，不得有肉眼可见的混浊或异物。鉴于微粒引入人体所造成的危害，目前对澄明度的要求愈来愈严。

（4）安全性：注射剂不能引起对组织刺激或发生毒性反应，特别是非水溶媒及一些附加剂，必须经过必要的动物实验，确保使用安全。

（5）渗透压：注射剂要有一定的渗透压，其渗透压要求与血浆的渗透压相等或接近。

（6）pH：注射剂的 pH 要求与血液相等或接近，血液 pH 7.4，注射剂一般控制在 4～9 的范围内。

（7）稳定性：注射剂多系水溶液，而且从制造到使用需要经过一段时间，所以稳定性问题比其他剂型突出，故要求注射剂具有必要的物理稳定性和化学稳定性，确保产品在贮存期内安全有效。

（8）降压物质：有些注射液，如复方氨基酸注射液，其降压物质必须符合规定，以保证用药安全。

（三）胶囊剂

胶囊剂指将药物按剂量填装于空心硬质胶囊中或密封于弹性软质胶囊中而制成的固体制剂。构成上述空心硬质胶囊壳或弹性软质胶囊壳的材料是明胶、甘油、水以及其他的药用材料，但各成分的比例不尽相同，制备方法也不同。胶囊一般以明胶为主要原料，有时为改变其溶解性或达到肠溶等目的，也采用甲基纤维素、海藻酸钙、变性明胶、PVA 及其他高分子材料。胶囊剂可掩盖药物的不良气味，易于吞服；能提高药物的稳定性及生物利用度；还能定时定位释放药物，并能弥补其他固体剂型的不足，应用广泛。凡药物易溶解囊材、易风化、刺激性强者，均不宜制成胶囊剂。

1. 胶囊剂的特点

（1）能掩盖药物的不良嗅味、提高药物的稳定性：因药物装在胶囊壳中与外界隔离，避开了水分、空气、光线的影响，对具有不良嗅味、不稳定的药物有一定程度的遮蔽、保护与稳定作用。

（2）药物在体内的起效快：胶囊剂中的药物是以粉末或颗粒状态直接填装于囊壳中，

不受压力等因素的影响，所以在胃肠道中迅速分散、溶出和吸收，一般情况下其起效将高于丸剂、片剂等剂型。

（3）液态药物的固体剂型化：含油量高的药物或液态药物难以制成丸剂、片剂等，但可制成软胶囊，将液态药物以个数计量，服药方便。

（4）可延缓药物的释放和定位释药：可将药物按需要制成缓释颗粒装入胶囊中，以达到缓释延效作用，康泰克胶囊即属此类；制成肠溶胶囊剂即可将药物定位释放于小肠；亦可制成直肠给药或阴道给药的胶囊剂，使定位在这些腔道释药；对在结肠段吸收较好的蛋白质、多肽类药物，可制成结肠靶向胶囊剂。

胶囊剂虽有较多优点，但如有下列情况也不适宜制成胶囊剂：能使胶囊壁溶解的液体药剂，如药物的水溶液或乙醇溶液；易溶性及小剂量的刺激性药物，因其在胃中溶解后局部浓度过高会刺激胃黏膜；容易风化的药物，可使胶囊壁变软；吸湿性强的药物，可使胶囊壁变脆。

2. 胶囊剂的分类

胶囊剂分硬胶囊剂、软胶囊剂（胶丸）、肠溶胶囊剂和速释、缓释与控释胶囊剂，供口服应用。

（1）根据囊壳的差别，通常将胶囊剂分为硬胶囊和软胶囊两大类

① 硬胶囊剂　将一定量的药物（或药材提取物）及适当的辅料（也可不加辅料）制成均匀的粉末或颗粒，填装于空心硬胶囊中而制成。将固体和半固体药物填充于硬胶囊中而制成的胶囊剂。应用较为广泛。根据药物剂量的大小，可选用规格不同的硬胶囊。硬胶囊剂的溶解时限优于丸、片剂，并可通过选用不同特性的囊材以达到定位、定时、定量释放药物的目的，如肠溶胶囊、直肠用胶囊、阴道用胶囊等。

② 软胶囊剂　将一定量的药物（或药材提取物）溶于适当辅料中，再用压制法（或滴制法）使之密封于球形或橄榄形的软质胶囊中。将油类或对明胶等囊材无溶解作用的液体药物或混悬液封闭于软胶囊内而制成的胶囊剂，又称胶丸剂。用压制法制成的，中间往往有压缝，称为有缝胶丸；用滴制法制成的，呈圆球形而无缝，称为无缝胶丸。软胶囊剂服用方便，起效迅速，服用量少，适用于多种病症，如藿香正气软胶囊等。

（2）根据用途的特殊性　肠溶胶囊剂实际上就是硬胶囊剂或软胶囊剂中的一种，只是在囊壳中加入了特殊的药用高分子材料或经特殊处理，所以它在胃液中不溶解，仅在肠液中崩解溶化而释放出活性成分，达到一种肠溶的效果，故而称为肠溶胶囊剂。

（四）散　剂

散剂也称粉剂，是药物与适宜的辅料经粉碎、均匀混合而制成的干燥粉末状制剂。供内服或外用。按组成药味的多少，可分为单散剂与复散剂；按剂量情况，可分为分剂量散与不分剂量散；按用途，可分为溶液散、煮散、吹散、内服散、外用散等。

散剂的特点：① 粉碎程度大，比表面积大、易分散、起效快；② 外用覆盖面大，

具保护、收敛等作用；③ 制备工艺简单，剂量易于控制，便于小儿服用；④ 储存、运输、携带比较方便；⑤ 药质比较稳定。缺点：剂量较大，易吸潮变质；刺激性、腐蚀性强的药物以及含挥发性成分较多的处方一般不宜制成散剂。

（五）颗粒剂

颗粒剂是将药物与适宜的辅料配合而制成的颗粒状制剂，一般可分为可溶性颗粒剂、混悬型颗粒剂和泡腾性颗粒剂，其主要特点是可以直接吞服，也可以冲入水中饮入，应用和携带比较方便，溶出和吸收速度较快。

（六）干混悬剂

干混悬剂是指难溶性药物与适宜辅料制成粉状物或粒状物，临用时加水振摇即可分散成混悬液供口服的液体制剂。干混悬剂的制备过程可以制粒也可以不制粒，其中要加入助悬剂。干混悬剂既有固体制剂（颗粒）的特点，如方便携带，运输方便，稳定性好等，又有液体制剂的优势。溶解快、吸收快、见效快；溶解后无沉淀现象。

（七）丸 剂

丸剂是药物细粉或药物提取物加黏合剂或辅料合成的球形固体制剂。丸剂吸收缓慢，药力持久，服用、制作、携带、贮存都比较方便。丸剂一般适用于慢性疾病或久病体虚者，如十全大补丸等。某些作用峻猛，用以治疗瘀血经闭，癥瘕积聚，但不宜用作汤剂的药物，为使其缓缓发挥药效，也须制成丸剂。也有用以方便急救的药物，含有芳香性成分者，不宜加热煎煮而宜制成丸剂。此外，一些贵重或难以入煎的药物，或经高温煎煮则破坏药效的药物，都宜制成丸剂。

丸剂按制备所用赋型剂的不同，分为蜜丸、水丸、糊丸、蜡丸、浓缩丸和滴丸等。

1. 蜜 丸

蜜丸用蜂蜜做黏合剂制成，应用最广。适用于慢性、虚弱性疾病。根据丸粒大小和制法的不同，蜜丸又分为大蜜丸、小蜜丸和水蜜丸三种。

2. 水 丸

水丸用冷开水、药汁或处方规定的酒、醋等为黏合剂泛制而成，又称水泛丸。制备时，还可根据药物的性质、气味等分层泛入，以掩盖不良气味，防止芳香性成分挥发散失。水丸较蜜丸、糊丸易于崩解溶散，故吸收奏效快。

3. 糊 丸

糊丸用米糊或面糊为赋型剂塑制或泛制而成。糊丸服后崩解迟缓，可延长药效和减少药物对胃肠的刺激，适用于制备含有剧毒或刺激性较大的药物的丸剂。糊丸因为黏性较大，崩解度难以掌握，制备保管不善时易霉败，故较少应用。

4. 蜡 丸

蜡丸用蜂蜡为黏合剂制成。蜡丸在体内药物释放极为缓慢，药效发挥时间较长，可防止药物中毒和对胃肠产生刺激。凡处方中含有较多剧毒或刺激性强的药物，并需要在肠道溶散释放的，均宜制成蜡丸。蜡丸制作较困难，采用不多。

5. 浓缩丸

浓缩丸是将部分或全部药物提取液经浓缩制成清膏或浸膏，再同其余药物的细粉或辅料混合干燥，粉碎，以水、酒或部分药液做黏合剂制成，又称粉膏剂。浓缩丸是在蜜丸和水丸的基础上发展起来的，既保持了丸剂的特点，又缩小了药剂的体积，且较易溶散吸收，可提高药效。浓缩丸的制备、贮存、运输、保管和服用均方便，是丸剂中有发展前途的一种剂型。

6. 滴 丸

滴丸是用固体分散技术滴制而成的一种新型丸剂。采用熔点较低的脂溶性基质或水溶性基质，将固体或液体药物溶解，乳化或混悬于熔融的基质中，通过滴管滴入与之不相混溶的冷却液中，使熔融的液滴骤凝成丸粒。滴丸制作方便，服用量少，适用于含挥发油的药物。

（八）栓 剂

栓剂是指药物与适宜基质制成的具有一定形状的供腔道内给药的固体制剂。栓剂在常温下为固体，塞入腔道后，在体温下能迅速软化熔融或溶解于分泌液，逐渐释放药物而产生局部或全身作用。可通过直肠吸收药物发挥全身作用，并可避免肝脏的首过效应。

按给药途径不同分类：分为直肠用、阴道用、尿道用栓剂等，如肛门栓、阴道栓、尿道栓、牙用栓等，其中最常用的是肛门栓和阴道栓。为适应机体的应用部位，栓剂的性状和重量各不相同，一般均有明确规定。按制备工艺与释药特点分类：双层栓和中空栓。双层栓：一种是内外层含不同药物，另一种是上下两层，分别使用水溶或脂溶性基质，将不同药物分隔在不同层内，控制各层的溶化，使药物具有不同的释放速度。中空栓：可达到快速释药目的。中空部分填充各种不同的固体或液体药物，溶出速度比普通栓剂要快。

栓剂的作用特点是：① 药物不受或少受胃肠道 pH 值或酶的破坏；② 避免药物对胃黏膜的刺激性；③ 中下直肠静脉吸收可避免肝脏首过作用；④ 适宜于不能或不愿口服给药的患者；⑤ 可在腔道起润滑、抗菌、杀虫、收敛、止痛、止痒等局部作用。

（九）眼药膏与眼药水

二者成分一样，剂型不一样。水溶液型的药剂容易比较快的达到治疗浓度，而眼膏剂的起效时间长些，维持时间也长些，白天的时候滴眼药水，晚上临睡的时候用药膏，24 h 的治疗浓度都不会低。

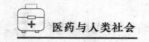

（十）巴布剂

巴布剂是一种外用贴膏剂，是药材提取物或化学药物与适宜的亲水性基质混合后，被涂布在背衬材料上制成的贴膏剂。由背衬（常用无纺布、弹力布、水刺布）、膏体，防黏膜（膏体表面的隔离膜）组成。其载药量大，保湿性强，与皮肤的相容性好，耐老化，可以反复揭帖，随时终止给药，计量准确，血液浓度平衡无峰谷现象，可减少毒副作用。

巴布剂是以水溶性高分子材料或亲水性物质为基质与药物制成的外用贴敷剂。巴布剂基质不仅要具有一定的黏性，还应具有可涂展性、均匀性、柔软性，由于各成分性质不同，在基质中的作用不同，决定了加入量的差异，所以各成分的合理配比是制成优良基质的关键。

巴布剂分为泥状巴布剂与定型巴布剂两类。泥状巴布剂一般以甘油、明胶、水等为基质，将药物与基质混匀，涂布于脱脂棉上，贴于患处，并用绷带固定，有点类似全软膏剂。定型巴布剂的基质常用甘油、明胶、甲基纤维素、聚丙烯酸钠等水溶性高分子物质，将药物与基质混匀，涂布于无纺布上，表面覆盖聚乙烯或聚丙烯薄膜，按使用要求裁成不同规格，装入塑料或纸袋中，使用时贴在患处即可，类似于硬膏剂。

（十一）软膏剂

软膏剂指药物与适宜基质均匀混合制成的具有一定稠度的半固体外用制剂。常用基质分为油脂性、水溶性和乳剂型基质，其中用乳剂基质制成的易于涂布的软膏剂称乳膏剂。作用特点：保护创面、润滑皮肤和局部治疗的作用。

因药物在基质中分散状态不同，用溶液型和混悬型之分。溶液型为药物溶解或共熔于基质或基质组分中制成的，混悬型为药物细粉均匀分散与基质中制成的。

（十二）凝胶剂

凝胶剂指药物与适宜的辅料制成的均一、混悬或乳剂型的乳胶稠厚液体或半固体制剂。

（十三）气雾剂、粉雾剂和喷雾剂

指药物以特殊装置给药，经呼吸道深部、腔道、黏膜或皮肤等体表发挥全身或局部作用的一类制剂。该类制剂的用药途径分为吸入、非吸入和外用。吸入气雾剂、吸入粉雾剂和吸入喷雾剂可以单剂量或多剂量给药。该类制剂应对皮肤、呼吸道与腔道黏膜和纤毛无刺激性、无毒性。

1. 气雾剂

气雾剂是系指含药溶液、乳液或混悬液与适宜的抛射剂共同装封于具有特制阀门系统的耐压容器中，使用时借助抛射剂的压力将内容物呈雾状物喷出，用于肺部吸入或直接喷至腔道黏膜、皮肤及空间消毒的制剂。按用药途径可分为吸入气雾剂、非吸入气雾剂及外用气雾剂。按处方组成可分为二相气雾剂（气相与液相）和三相气雾剂（气相、液相、固相或液相）。按给药定量与否，气雾剂还可分为定量气雾剂和非定量气雾剂。

2. 粉雾剂

按用途可分为吸入粉雾剂、非吸入粉雾剂和外用粉雾剂。吸入粉雾剂系指微粉化药物或与载体以胶囊、泡囊或多剂量贮库形式，采用特制的干粉吸入装置，由患者主动吸入雾化药物至肺部的制剂。非吸入粉雾剂系指药物或与载体以胶囊或泡囊形式，采用特制的干粉给药装置，将雾化药物喷至腔道黏膜的制剂。外用粉雾剂系指药物或与适宜的附加剂罐装于特制的干粉给药器具中，使用时借助外力将药物喷至皮肤或黏膜的制剂。

3. 喷雾剂

喷雾剂是指含药溶液、乳液或混悬液填充于特制的装置中，使用时借助手动泵的压力、高压气体、超声振动或其他方法将内容物呈雾状物释出，用于肺部吸入或直接喷至腔道黏膜、皮肤及空间消毒的制剂。按用药途径可分为吸入喷雾剂、非吸入喷雾剂及外用喷雾剂。按给药定量与否，喷雾剂还可分为定量喷雾剂和非定量喷雾剂。

参考文献

[1] 吴娟，谢晋，张群林，等. 中药引经理论的现代研究进展和思路[J]. 中国中药杂志，2016，41（13）：2428-2434.

[2] 赵玉男，任建勋，邢东明. 中药有效成分作用靶点研究的策略与实践[J]. 世界科学技术—中医药现代化，2016，18（6）：1005-1011.

[3] 刘建勋，谢伟东，林成仁. 中药复方功效的研究与发展[J]. 中国中药杂志，2016，41（6）：2428-2434.

[4] 贾孟琪. 色谱-质谱联用技术在中药代谢组学研究中的应用[J]. 分析测试学报，2016，35（2）：172-178.

[5] 杨秀伟，富丽. 人参中三萜类化学成分的生物学活性和药理学作用[J]. 中国现代中药，2016，18（1）：36-55.

[6] 张燕玲，乔延江. 基于中药有效成分族信息辨识技术的中药物质基础[J]. 中国科学：生命科学，2016，46（8）：1023-1028.

[7] 陆艳，谢彤，李桓. 从中药复方配伍减毒的物质基础探讨"异类相制"理论的研究思路[J]. 南京中医药大学学报，2016，32（1）：97-100.

[8] 梁文权. 生物药剂学与药物动力学[M]. 3 版. 北京：人民卫生出版社，2007.

[9] 莫李立，王素军. 口服药物吸收模型的研究进展[J]. 广东药学院学报，2011，27（1）：104-106.

[10] 黄海智，陈健乐，程焕，等. Caco-2 细胞模型预测活性物质吸收代谢的研究进展[J]. 中国食品学报，2015，15（1）：164-172.

[11] WANG D J, WILLIAMS B A, FERRUZZI M G, et al. Microbial metabolites, but not other phenolics derived from grape seed phenolic extract are transported through differentiated Caco-2 cell monolayers[J]. Food Chemistry, 2013, 138(2/3: 1564-1573.

[12] 匡健, 黄鑫, 江振洲, 等. 肠道药物转运体对药物吸收的研究进展[J]. 药学与临床研究, 2015（3）: 279-282.

[13] 张晓璐, 乐江. 细胞色素 P450 的工具药选择及种属差异的研究进展[J]. 中国药理学与毒理学杂志, 2015, 26（5）: 697-701

[14] 郭沛鑫, 李奕融, 郑进, 等. Cocktail 探针药物法评价百解胶囊对肝药酶亚型 CYP2C19、CYP2E1 的影响[J]. 中药药理与临床, 2015（4）: 163-166.

[15] 韦凤华, 宋林, 何毅, 等. 人参皂苷 Rg1 在大鼠体内的代谢与排泄研究[J]. 华西药学杂志, 2010, 25（3）: 302-305.

[16] 李家忠, 李原. 医用高分子材料在医疗中的应用研究[J]. 中华医学实践杂志, 2009, 5（10）: 23-25.

[17] 李世普. 生物医用材料导论[M]. 武汉: 武汉工业大学出版社, 2000.

[18] 奚廷斐. 生物医用材料现状和发展趋势[J]. 中国医疗器械信息, 2006, 12（5）: 1-4.

[19] 崔福斋. 生物材料学[M]. 北京: 清华大学出版社, 2004.

[20] 胡崇茂. 药用辅料[M]. 北京: 中国医药科技出版社, 2014.

[21] 侯惠民. 药用辅料应用技术[M]. 北京: 中国医药科技出版社, 2002.

[22] 罗明生, 高天惠, 宋民宪. 中国药用辅料（精）[M]. 北京: 化学工业出版社, 2006.

[23] 吕东南, 白先群. 药用辅料在制剂中的应用概述[J]. 华夏医学 2001, 6（14）: 986-988

[24] 杨锐, 孙会敏, 于丽娜, 等. 药用辅料对药品安全性的影响[J]. 药物分析杂志, 2012（7）: 1309-1314.

[25] 罗明生. 药剂辅料大全[M]. 成都: 四川科学技术出版社, 1993.

[26] 张兆旺. 中药药剂学专论[M]. 北京: 人民卫生出版社, 2009.

[27] 张晓林. 药物剂型与使用方法[J]. 健康向导, 2014, 20（z1）: 62-64.

第六章　医药管理与科技进步

第一节　药事管理与法规

药事管理学是药学科学与社会科学相互交叉、渗透形成的，以药学、法学、管理学、社会学、经济学为主要基础的药学类边缘学科，是运用社会科学的原理和方法研究现代药学事业活动及管理的基本规律和一般方法的科学。它是药学科学与药学实践的重要组成部分。教育部将其列为药学专业的主干课程，人社部与国家食品药品监督管理总局将其列为国家执业药师资格考试的科目。为了使学生对药事管理学科有较全面的了解，本文介绍药事管理的概念、形成与发展，学科的定义、性质、研究内容，药事管理学的基础理论、基本知识、基本技能及药事管理学的研究方法。

一、药学事业与药事管理

（一）药学事业

1. 概　念

药学事业简称药事。"药事"一词早已存在并在药学文献中广泛使用。我国古代史书《册府元龟》中记载北齐门下省，统尚药局，有典御 2 人，侍御师 2 人，尚药监 4 人，总御药之事。北周设有"主药"6 人，主管药物事宜。由此可见，早在南北朝时期（420—589 年），医药管理已有明确的分工，设有专职人员负责掌管药事工作。随着社会的发展，药事一词的含义也在变化。现代"药事"一词的概念是泛指一切与药有关的事项，是由药学若干部门构成的一个完整的体系。

2. 构　成

药事包括药物研究、药品生产、药品经营、药品检验、药品价格、药品广告、药品使用、药品管理、药学教育等活动内容。

3. 职　能

药事体系中各个部门和行业既相对独立，又密切联系，互相影响，互相促进。该体系的基本职能有三点：①培养药学人才；②为人们防治疾病，提供安全、有效、稳定、经济的药品；③为消费者提供用药咨询服务，指导消费者合理使用药品。

（二）药事管理

1. 药事管理的概念

药事管理是指对药学事业的综合管理。它是人类管理活动的一部分，是运用管理科学的基本原理和研究方法对药学事业各部分进行研究，总结其管理活动规律，并用以指导药学事业健康发展的社会活动。药事管理有宏观与微观之分。宏观的药事管理是指国家对药品及药事的监督管理。微观的药事管理系指药事各部门内部的管理，包括人员管理、财务管理、物资设备管理、药品质量管理、技术管理、药学信息管理、药学服务管理等工作。

2. 药事管理工作的发展

随着社会的不断发展以及对药品管理工作的要求和重视，药事管理的范畴、方法、措施也在不断地发展变化，并日趋完善。药事管理工作有以下 4 个方面的发展。

（1）管理范畴　从侧重于对药品经营、医院药房的管理扩大到对药品的研制、生产、流通、价格、广告、使用等环节的全面管理，从一个国家、地区的管理向国际化的趋势发展。如成立了国际药学联合会（Federation International Pharmaceutical，FIP），建立了世界卫生组织（World Health Organization，WHO），成立联合国麻醉药品委员会（United Nations Commission of Narcotic Drugs，CND）、国际麻醉品管制局（International Narcotic Control Board，INCB）等，缔结《麻醉药品单一公约》《精神药物公约》，制定、颁发药品生产质量管理规范与国际药典。

（2）管理体制　从早期的医药合一管理演变为在某一机构中设置专人负责，发展为设置独立的药品管理机构，形成高效、统一的管理体制。如美国食品药品管理局（Food and Drug Administration，FDA）实行垂直领导体制，除总部外，下设芝加哥、纽约等 6 个区域办公室，21 个地区办公室，以及 130 个检查部；各部门、机构之间分工明确，职责清晰，监督管理力度强。我国目前的体制是国家设立独立的国家食品药品监督管理总局，省、自治区、直辖市设立食品药品监督管理总局。此外，各国还设置了专门的药品检验机构，专职负责药品的质量检验。

（3）管理目的　从早期保证皇室、王公贵族药品供应、保管、安全使用，逐渐扩展到防治灾情、疫情及保障战争发生后的药品供应，以后又不断地完善，管理药品的目的发展为群众预防、治疗、诊断疾病提供质量合格的药品，满足人们防病治病的要求，保障人体用药安全，维护人民身体健康和用药的合法权益。

（4）管理的方法　① 从经验管理向科学管理发展，如国家组织编纂药典，颁布药品质量标准，规范药品生产、经营、研制、使用环节的管理，如制定实施 GMP、GSP、GLP、GCP、GPP、GAP 等规范；实施处方药与非处方药分类管理制度。② 从行政管理向法制管理发展，通过立法来管理药品、药师。如制定《药品法》《药事法》《药房法》《药师法》等，以规范人们的行为，明确法律责任，加大对违法案件的处罚。

（三）药事管理的特点

药事管理的特点表现在专业性、政策性、实践性三个方面。

1. 专业性

管理人员应掌握药学和社会科学的基础理论、专业知识和基本方法，运用管理学、法学、社会学、经济学的原理和方法研究药学事业各部门的活动，总结其管理规律，指导其健康发展。

2. 政策性

按照国家法律、政府法规和行政规章，行使国家权力对药学事业的管理，主管部门代表国家、政府对药品进行管理，需与不同的部门、人员打交道，处事要有政策、法律依据，公正公平，科学严谨。

3. 实践性

药事管理离不开实践活动。药事管理的法规、管理办法、行政规章的制定来自药品生产、经营、使用的实践，经过总结升华而成，反过来用于指导实践工作，并接受实践的检验。适时予以修订、完善，使药事管理工作不断改进、提高和发展。

（四）药事管理工作采用的手段

国家运用行政、法律、技术和媒体监督等手段，实现对药事工作的监督管理。

1. 运用行政手段

依法行政，加强管理。国家主管部门采用严格审批等有效的管理措施，引导和规范药品生产、经营企业增强质量责任意识，完善药品质量管理制度。如履行审批，发放许可证、认证证书，审批新药、颁发新药证书，发给药品批准文号、药品包装材料注册证、新药临床批件、进口药品注册证、发布药品质量公告等。

2. 运用法律手段

制定和颁布法律、法规、规章，规范行为，明确责任，依法治药。通过严厉打击制假、售假行为，依法严惩违法者，增强对制假售假行为的威慑力，增强对药品生产经营企业的约束力。坚决查处违法案件，不能手软，对触犯刑律的，必须依法予以严惩。

3. 运用技术手段

通过采用先进的质量检验仪器，运用新的检验方法，提高技术监督水平，以实现对药品质量的有效控制，提高监督管理效率。

4. 发挥媒体监督作用

充分发挥舆论的力量，监督药品生产经营行为，强化人民群众的自我保护意识，维护用药者的合法利益，让假、劣药品无处藏身。

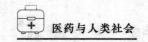

二、药事管理学科的形成

1. 国外药事管理

公元前 18 世纪，古巴比伦汉谟拉比王朝用其楔形文字颁布的法令中，有两条惩罚医药使人致死致残的条文。13 世纪，欧洲西西里王国的腓特烈二世颁布的一系列卫生法令中规定，药事管理从医药管理中分离出来。1407 年，热那亚市颁布的《药师法》，是最早的法定药师职业标准。1683 年，布鲁市颁布法律，禁止医生为自己的病人配药。1546 年，德国出现了西方国家的第一部法典。1617 年，伦敦药师协会成立，标志欧洲药学职业建立，药事管理范畴扩展。

2. 中国药事管理

公元前 11 世纪，中国西周王朝建立了六宫体制，属天官管的医师为"众医之长，……掌众医之政令，聚毒药以供药事"。中华人民共和国成立初期，我国对药品的管理主要是通过调整政策、下达命令进行约束，如 20 世纪 50 年代的查禁烟毒，60 年代查禁滥用麻黄素、安钠咖等案件。60~70 年代，药政管理被认为是"管、卡、压"，已经建立的一套行之有效的药政管理规章被废除。改革开放的 80 年代，我国加强了对药品的监督管理，1985 年 7 月 1 日，我国实施《中华人民共和国药品管理法》。

1985 年 10 月，张静宇、王玉祥编写了《药政管理学概论》一书，作为内部资料交流。在此之前，国内尚无一本系统地研究药政管理的专著。该书的编者把药政管理作为一门科学，参考有关文献，力图从管理学、史学、药学、医学、法学等方面概述药政管理学的基本内容与方法。该书的第一篇把"药政管理"叫作"药事管理"。

1988 年 2 月，张静宇、王玉祥主编了《实用药事管理学》（人民军医出版社）。从药事管理、药品管理、特殊药品管理、药品遴选、药品审批和法律监督等六个方面，概述了药品监督管理工作的基本内容与方法，为从事药品生产、药品经营、医院药房、药品检验、药政管理人员以及医药院校师生提供了参考。

1988 年 8 月，李超进等编著了《药事管理学》一书（人民卫生出版社）。作者以药学的社会和管理原则为重点，概述了药学事业管理发展简史和现代管理科学基本原理、内容、方法，简介了国外有关情况和经验。

此后，药事管理引起了教育界的重视，华西医科大学率先组建了药事管理教研组，开始讲授药事管理学。后来，各药学院校也陆续开办了相同的课程，涌现了大量的研究药事管理的文章、论文。卫生部因势利导，开办了《中国药事》杂志，为研究药事管理的人们搭建了一个交流的平台。

三、药事管理学的定义、性质及其研究内容

（一）药事管理学的定义、性质

1. 定　义

药事管理学是药学与社会科学相互交叉、渗透而形成的以药学、法学、管理学、社

会学、经济学为主要基础的药学类边缘学科，是应用社会科学的理论和方法研究药事各部门活动及其管理规律和方法的科学。

2. 性　质

（1）药事管理学是一门交叉学科　药事管理学是药学与社会科学（管理学、社会学、法学、经济学）交叉渗透而形成的边缘学科。它涵盖了药学、管理学、社会学、法学、经济学、心理学等学科的理论和知识，是一门交叉学科。

（2）药事管理学是药学的一个分支学科　药事管理学是药学科学与药学实践的重要组成部分，该学科运用社会科学的原理和方法研究现代药学事业各部门活动及其管理，探讨药学事业科学管理的规律，促进药学事业的发展，因而是药学科学的一个分支学科。

（3）药事管理学具有社会科学的性质　药事管理学主要探讨与药事有关的人们的行为和社会现象的系统知识，研究对象是药事活动中管理组织、管理对象的活动、行为规范以及它们之间的相互关系。因此，药事管理学具有社会科学的性质。

（二）药事管理学的学科地位

药事管理学是药学科学的一个分支，该学科在药学科学中所处的地位日趋重要和突出，其重要性越来越受到人们的重视。主要表现在以下 3 个方面：

（1）教育部颁布的药学专业业务培养要求，对学生应获得的知识与能力提出了 6 个方面，其中之一是要求学生获得“药事管理和药事法规的基本知识”。

（2）药学专业主要课程有 16 门，专业课 6 门，药事管理学为其中之一。

（3）国家人社部、食品药品监督管理总局实施执业药师资格制度，药事管理与法规被列为三门必考科目之一。国家对药品生产、经营企业和医疗机构药剂科具有高级技术职称的专业人员执业药师资格认定时，药事管理与法规被列为唯一需要考核的内容。

国家教育行政管理部门、药品监督管理部门、人事行政管理部门把药事管理学的知识和技能作为培养合格药学人才及从事药学实践工作的必备知识与技能，充分体现了该学科在药学中的地位和重要性。

（三）药事管理学科的研究内容

药事管理学是研究药学事业的活动和管理问题，该学科和其他药学学科一起，为社会提供安全、有效、稳定、经济的药品，提供药物的信息和药学服务，从而保障人体用药安全、维护人民身体健康和用药的合法权益。随着药学科学和药学实践的发展，药事管理学的研究内容也在不断完善。根据教学、科研和实践情况，药事管理学科的研究内容主要有以下 9 个方面。

1. 药事管理体制

研究药事工作的组织方式、管理制度和管理方法，国家权力机关关于药事组织机构设置、职能配置及运行机制等方面的制度。运用社会科学的理论，进行分析、比较、设计和建立完善的药事组织机构及制度，优化职能配备，减少行业、部门之间重叠的职责设置，提高管理水平。

2. 药品监督管理

研究药品的特殊性及其管理的方法，制定药品质量标准，制定影响药品质量标准的工作标准、制度，制定国家药物政策、基本药物目录，实施药品分类管理制度，药品不良反应监测报告制度，药品质量公报制度，对上市药品进行再评价，提出整顿与淘汰的药品品种，并对药品质量监督、检验进行研究。

3. 药品法制管理

用法律的方法管理药品和药事活动，是大多数国家和政府的基本做法和有效措施。药品和药学实践管理的立法与执法，是该学科的一项重要内容，要根据社会和药学事业的发展，完善药事管理法规体系，对不适应社会需求的或过时的法律、法规、规章要适时修订。药事法规是从事药学实践工作的基础，药学人员应在实践工作中能够辨别合法与不合法，做到依法办事。同时具备运用药事管理与法规的基本知识和有关规定分析和解决药品生产、经营、使用以及管理等环节实际问题的能力。

4. 药品注册管理

主要对药品注册管理制度进行探讨，包括新药注册管理和仿制药、进口药品、非处方药注册管理和药品标准的管理。对新药的分类、药物临床前研究质量管理、临床研究质量管理及其申报、审批进行规范化、科学化的管理，制定实施管理规范如 GLP、GCP，建立公平、合理、高效的评审机制，提高我国上市药品在国际市场的竞争力。

5. 药品生产、经营管理

运用管理科学的原理和方法，研究国家对药品生产、经营企业的管理和药品企业自身的科学管理，研究制定科学的管理规范如 GMP、GSP 指导企业生产、经营活动。药品生产企业自身应依据 GMP 组织生产，药品经营企业应依据 GSP 组织经营，国家对生产、经营企业符合规范的情况组织认证。药学学生对药品生产、经营质量管理的内容应予以掌握，为毕业后从事药学实践打下良好的基础。

6. 药品使用管理

药品使用管理的核心问题是向患者提供优质服务，保证合理用药，提高医疗质量。研究的内容涉及药房的工作任务，组织机构，药师的职责及其能力，药师与医护人员、病人的关系及信息沟通与交流，药品的分级管理、经济管理、信息管理以及临床药学、药学服务的管理。随着临床药学、药学服务工作的普及与深入开展，如何运用社会和行为科学的原理和方法，研究在使用药品的过程中，药师、医护人员和病人的心理与行为，研究沟通技术，推动药师和医生、护士的交流，药师和病人的互动，提高用药的依从性，是今后药品使用管理的一项重点内容。

7. 药品信息管理

药品信息管理包括对药品信息活动的管理和国家对药品信息的监督管理。从药事管理的角度来讲，主要讨论国家对药品信息的监督管理，以保证药品信息的真实性、准确性、全面性，以完成保障人们用药安全有效，维护人们健康的基本任务。国家对药品信息的监督管理包括药品说明书和标签的管理，药品广告管理，互联网药品信息服务管理，药品管理的计算机信息化。

8. 药品知识产权保护

包括知识产权的性质、特征，专利制度、药品专利的类型、授予专利权的条件，运用专利法律对药品知识产权进行保护，涉及药品的注册商标保护、专利保护、中药品种保护等内容。

9. 药学技术人员管理

药学技术人员的管理在药事管理中尤为重要。保证药品的质量，首先要有一支依法经过资格认定的药学技术人员队伍，他们要有良好的职业道德和精湛的业务技术水平，优良的药学服务能力。因此，研究药师管理的制度、办法，通过立法的手段实施药师管理是非常必要的。

四、药事管理学的基础理论与基本知识

（一）基础理论

药事管理学是药学科学的一个分支学科，是一门综合性的应用学科，支撑该学科发展的基础理论来自社会科学。

1. 管理学

管理学是研究管理活动及其基本规律和一般方法的科学。管理学的理论和方法对药事管理具有普遍指导意义，是药事管理学科的重要基础。在药事管理工作中，涉及管理对象（药厂、药房、医药公司）、管理过程和管理方法等。管理的核心是对现实资源的有效整合，而实现这一整合的手段或方法是计划、组织、用人、指导和控制。在药事管理过程中运用管理学的原理、方法分析环境，探索以最少量的经费、时间、人力和物质的投入来实现组织目标，提高工作效率。

2. 法 学

法学又称法律学、法律科学，是研究法律这一特定社会现象及其发展规律的科学。法学的理论、原则和基本知识直接指导着药事法规的建设以及法律的实施，药事法规的框架、制定程序、实施要求、法律责任都要遵循法学的原理。依法管药离不开法学。

3. 社会学

社会学以人类的社会生活及发展为研究对象，揭示存在于人类各历史阶段的各种社

会形态的结构以及发展的过程和规律。药事管理是社会中有关药学活动的管理，国外有的国家将其称为社会药学或社会与管理药学。药事管理学的许多名词术语如功能、职业、社会群体、社会制度、社会任务等及研究药事管理学的方法如社会调查的方法等均来自社会学。因此，社会学是药事管理学的重要理论基础之一，应用社会学的原理和方法来研究药事管理活动，必将促进药学事业的发展。

4. 经济学

经济学是研究社会物质资料的生产、交换、分配与消费等经济关系和经济活动规律及其应用的科学总称。由于药品的商品属性，药品的生产、经营与其他商品一样必须遵循经济规律，药物的研制、使用和价格管理都有经济承受能力与效益的问题。用经济学的原理和方法研究药学活动中的经济问题，解决以最少的人力、财力和物力取得最好的经济效益及优质药品，在药学服务中尤其重视药物经济学的研究，降低治疗成本，提高药物治疗质量。与药事管理关系密切的是工业经济学、商业经济学、市场经济学和保健经济学等。

5. 卫生管理学

卫生管理学研究卫生事业的计划、组织、控制的管理过程，研究预测、决策、用人、领导、指挥、协调等管理活动的一般规律。药事管理学是卫生管理学的重要分支，二者在学科方面有极为密切的关系，相辅相成、相互依存。卫生管理学的原理对药事管理学的发展起着重要的作用。

（二）基本知识

药事管理学的基本知识主要包括 9 个方面：

（1）药事管理学的定义、性质、研究内容。

（2）我国药事组织体系及药品监督管理的组织机构、职责范围。

（3）《中华人民共和国药品管理法》及其实施条例的立法目的、适用范围、主要内容、法律责任及其有关术语。

（4）药品监督管理的含义、性质、作用，药品质量监督检验的性质、类型，国家基本药物政策与基本药物目录，药品分类管理，药品不良反应报告与监测，药品召回管理的要点。

（5）药品注册管理办法的主要内容，药品注册分类，新药、仿制药、非处方药的申报与审批程序；我国药品生产质量管理规范（GMP）、药品经营质量管理规范（GSP）的基本思想、主要内容以及 GMP、GSP 认证管理的规定和内容；医院药事的任务、性质、药剂科的业务范围及组织结构,医疗机构药事管理暂行规定及处方管理办法的主要内容。

（6）特殊管理药品的范畴、特点，麻醉药品、精神药品滥用的危害；麻醉药品、精神药品、医疗用毒性药品的生产、经营、使用的管理要点；我国生产及使用的麻醉药品、精神药品、毒性药品的品种。

（7）药品信息管理的知识，药品标签、说明书的内容、格式、书写要求；药品广告内容的要求，不得发布广告的药品，药品广告的申报审批程序。

（8）药品知识产权保护的规定，药品专利保护、药品商标保护的知识。

（9）药学技术人员的职责，临床药学的内容和临床药师的职责。药学职业道德的基本原则和具体内容。

第二节　医药科技的进步与创新

一、药学前沿

20 世纪末人类基因组计划的基本完成不仅使人类破译了自身遗传奥秘，也将人类带进了后基因时代。这一计划的研究成果、研究技术、研究组织模式都将会对人类产生深远影响，直接受益者首推医药界，并随之产生一些新型交叉性学科，对科学工作者来说，这既是机会又是挑战，这要求研究者本身知识结构的更新。下面将对 21 世纪出现的药学新兴学科、前沿热点进行简略的介绍。

（一）化学生物学（Chemical Biology）

化学生物学是利用化学的理论、研究方法和手段来探索生物医学问题的科学。它结合天然产物化学、生物化学、药物化学、计算机化学、晶体化学等学科的部分相关研究方法，将研究范围拓展得更宽。

化学生物学紧扣和围绕受体理论，采用有机合成的强大武器，利用现代分析技术和模拟手段，可以在较短时间内高效率地获得生物大分子的生理功能和药物的先导化合物等信息。化学与生物学交叉渗透，最早形成的学科是生物化学，研究生物有机体内物质代谢、能量代谢的化学过程。化学生物学与生物化学相比，其主要区别是化学生物学以有机合成作为研究的强大驱动力，具有化学研究的特点，包括先进的现代物理谱学方法的综合运用，其中很大一部分工作是研究如何运用小分子化合物或多肽化合物等，来提示和控制具有特殊生理活性的蛋白质与其他生理功能物质之间的相互作用。

1. 有机合成化学

化学生物学的形成是建立在一定的物质基础上的。有机合成化学是化学生物学的最重要手段和推动力。今天，有机化学家已经对手性这一问题有了良好的解决方案，一般认为没有一个分子在理论上是不能通过合成途径来获得的。

2. 组合化学

化学生物学可以利用的又一个学科基础是组合化学（Combinatorial Chemistry）。组合化学崛起于 20 世纪 90 年代中期，最初应用于多肽的合成，其学科基础固相合成技术曾使 Merrifield 获得诺贝尔奖。今天它已经突破了这一应用领域，并扩展到有机合成化学涉及的各类化合物。应用组合原理，可以一次平行地获得数百万个化合物，极大地提高了化学合成获得化合物的效率。随着组合化学的发展，化合物库的内容已从肽类发展到各种带有复杂手性问题的化合物，可以满足各种研究工作的需求。这些应用组合原理的高度信息化、高效率的研究工具，已为今天的化学生物学研究提供了坚实基础。物理技术革命和计算机技术革命的结合，解决了巨大数量的化合物必须有高通量的分析和生物筛选技术的问题。

3. 物理谱学

化学生物学发展的另一个基础是物理谱学手段的现代化。利用核磁共振技术研究生物功能大分子和小分子配体分子的相互作用（SAR by NMR）是当今热门的研究领域，对于提高重要蛋白质（特别是不易得到晶体的蛋白质）的性质有着重要的意义。

4. 计算机技术

计算机分子模拟技术是基于分子力学原理，通过对分子力学的研究，创建模拟信息，将微观物质以模拟的方法用三维立体结构再现，易于观察和研究。20 世纪 80 年代，将分子模拟软件应用于药物研究的一个重要进展是：通过分析和计算一系列活性药物分子的三维构象，并将其叠合，可以了解某一类药物分子所应具有的药效构象。这一信息当时给予新药研究非常大的帮助。与分子模拟软件同时发展起来的还有化学信息学软件。化学信息学软件于 20 世纪 80 年代初开发和利用，利用这一软件，可存储、检索化合物的二维结构，并建立化合物的二维结构数据库，让研究人员快速而准确地在数据库中找到自己所需要的信息，同时还可将在研究中产生的大量化学信息利用计算机进行管理。20 世纪 90 年代后，随着信息技术、计算机图形技术的飞速发展，理论化学、药物化学以及生物技术等领域大量研究成果的涌现，分子模拟技术和化学信息学技术得到了更加快速的发展，使现代生命科学研究取得了新的成果。

5. 天然产物的生物合成

从分子机制理解天然产物的生物合成。天然产物是世界上最有开发价值的药物源泉，研究天然产物的生物合成可以揭示许多相关的生化和化学本质，但是生物合成是项非常复杂的过程，即使是结构非常简单的化合物的生物合成，往往也要在许多酶的催化作用下经过多步化学反应才能完成。随着生物信息学（Bioinformatics）的发展，许多问题的复杂性经计算机技术的采用变得简单起来。如何从分子水平揭示传统药物的作用机制是一个重要的课题，利用现代的生物学成就和今天的化学生物学方法进行这样的研究，将会有所突破。

6. 细胞信号传递的研究

开展对细胞信号传导途径的化学本质和人工调控的研究，是化学生物学研究一个极其重要的领域。跨膜细胞信号传递是一个重要的基本生命现象，近年来国际上对细胞信号传递的研究发展迅速，现在这项研究渐渐覆盖生命科学的各个分支，包括生物化学、分子生物学、神经生物学、免疫学、肿瘤学、结构生物学、细胞生物学、药理学、内分泌学、生理学和化学生物学等，成为它们不可或缺的研究热点。目前已有在此基础上开发的药物和治疗方法，针对性与有目的地纠正信号传递过程中由分子异常或者途径阻断所产生的疾病。通过对细胞信号传递的研究，将会开创现代医药工业的新时期。

（二）预防药学（Preventive Pharmacy）

针对疾病发生和发展过程的任何环节的预防使用的药物，称为预防药物。研究此类药物的研发规律的学科，谓之预防药学。它是临床医学、分子病理学、化学和药物化学等学科交叉渗透、相互融合所产生的新兴学科。21 世纪的新药研究，扩展成三大领域：治疗药物；预防药物，例如，所有的肿瘤病人都需要预防癌转移，绝经期的妇女都可能发生骨质疏松，手术或药物溶栓患者必定面临再栓塞，年龄 60 岁以上的人们必须预防早老性痴呆；预警物质，指通常的保健食品，以补为目标，从增强体质的角度出发产生效应。

与 20 世纪末的状况相比，21 世纪将是以预防医药学为主题的医药学发展时期。人类将采取以药物预防为主的方针，战胜心脑血管疾病、肿瘤、癌转移、骨质疏松和早老性痴呆等非损伤性及非感染性疾病。预防药学的研究将为这些重大疾病的高危人群提供可靠的防患措施。

（三）疾病基因组学（Disease genomics）

该学科的研究目的是鉴别引起疾病的全部基因，按功能将疾病基因及其产物加以分类，以此来揭示人类疾病的基本原理。

1990 年，美国国会正式批准人类基因组计划（Human Genome Project，HGP），并于当年 10 月 1 日起正式启动。

2001 年 2 月 12 日，Celera 公司与 6 国科学家联合同时公布了人类基因组图谱及初步分析结果。其中，国际人类基因组测序协作组（International Human Genome Sequencing Consortium）发表在 *Nature* 上，Celera Genome Corp 为首的私营集团论文发表在 *Science* 上。

确定了 DNA 序列只是打好了结构基础，下一步还要确定全部基因的结构，并将立即开展功能基因组学研究，研究基因基本的正常功能，属于基础研究，一旦取得成果，人们必然会开始探索如何在人类自身和疾病做斗争中加以利用，因而疾病基因组学和药理基因组学便将应运而生。由于人类基因会很快地被精确定位于染色体的不同区域，因此一旦某个疾病位点被定位（通过正常基因序列和疾病基因序列对比就可确定），就可从局部序列图中挑选出结构与功能相关的基因，并对比加以分析，采用这种"定位候选基因"策略，就可在分子水平上找到治疗的准确方法。

（四）药理基因组学（Pharmacogenomics）

这是一门利用 HGP 对基因结构与功能研究的成就，来研究药物对基因结构和功能的影响，也即研究药物与基因组的相互作用及其作用规律的学科。谓之药理基因组学（也有译为药物基因学）。它是功能基因组学与分子药理学的有机结合，研究药物与正常基因的相互关系，研究基因序列变异与疾病发生发展的重要途径。

1846 年诞生的"药理学"（Pharmacology）主要研究药物与机体的相互作用，既总结药物的基本作用（事实），又探讨产生作用的机制（理论、规律）。随着科技的进步和人们认识的深入，"机体"（Organism）已从整体到器官到细胞到分子不断细化。药理基因组学正是药学研究细化的产物。

HGP 的完成为深入基因创造了条件：20 世纪后期人们通过生物技术获得新药的可能性大大增加，HGP 的完成立即为医药事业展开了全新的境界。至少 6000 种以上的疾病与基因有关，这些疾病基因还可以作为研究药物的分子靶点。3 万余个人类基因调控着生命过程，某个基因的变异或缺失都会导致异常，因此影响它们也必然影响整个机体的正常或失调，它们中的每一点都有可能成为药物的靶点，这在数量上无异增加数十倍。更重要的是从外围进攻深入核心部分的调节大大有利于药物作用的发挥，这很自然地使科学家们很快将药物作用的靶点瞄向基因。于是，药理基因组学脱颖而出。

HGP 测序研究结果表明，全人类各个个体之间有 99.9%以上的基因碱基顺序是相同的，各个体之间的差别仅仅在于基因中这不足 0.1%的序列上。药理基因组学就是要研究个体之间在药物代谢和效应方面发生差别的遗传基础。这一方面可以准确解释同一种药物为什么总是只对一部分人有效而对另一些人却无效，甚至有明显毒副作用。另一方面可以据此以寻找新药，并根据个体的遗传背景来优化药物治疗方案，即所谓"个体化治疗"。此外，药理基因组学还可以为新老药物探明最合适的治疗人群，改变老药毒副作用大的状况。

HGP 的一个重要的目标和发展契机是基因组药物的开发。

（五）蛋白质组学（Proteomics）

蛋白质组（Proteome）是指某个基因组编码的全部蛋白质的总和。蛋白质组学是在生命体或细胞的整体水平上研究蛋白质的表达和修饰状态。

其意义在于：在蛋白质水平上研究药物作用机制；在蛋白质水平上寻找药物靶点；对疾病发生不同时期蛋白质的变化进行分析，发现疾病不同时期的蛋白质标志物，用以指导发现新药、诊断疾病和治疗疾病。

例如，目前常用的抗癌化疗药物多具有严重的毒副反应和耐药性，随之常伴有相应蛋白质的变化。因此研究有毒副反应和耐药性的蛋白质，就可以以这些蛋白质作为靶点，研究其变化的机制并设计既可避免毒副反应和耐药性，又可有更强针对性的新药。许多疾病如癌症、心血管疾病等是多种基因共同作用的结果，因而很难找到起关键作用的基因。疾病进程中，几乎都是通过基因所编码的蛋白质与疾病进程和药物作用发生密切关系。必须回到蛋白质的研究上，才能真正在功能结构上阐明生命活动的实质并用以指导新药开发。

由于人体内每个细胞都是由上万个不同类型、不同含量的蛋白质组合而成的单位，不同蛋白质的组合就构成了不同细胞的功能。要把各种细胞内的功能和信息全部搞清楚，靠零敲碎打地研究若干个别蛋白质就不可能实现，只有用蛋白质组学技术、分离并系统研究细胞中的全部蛋白质才能实现。从而，产生了蛋白质组、蛋白质组学新概念。

　　蛋白质组学的研究方法一般是先提取细胞的蛋白质，用双向凝胶电泳分离后，用质谱仪对各个蛋白质斑点进行分析并与蛋白质数据库进行比较，鉴别蛋白质的类型，检验其修饰状态（如磷酸化、糖基化等）以及建立蛋白质相互作用的系统目录等。

（六）药理蛋白质组学（Pharmacoprotemics）

　　在蛋白质组学的基础上系统研究药物与细胞内蛋白质的相互作用，借以发现药物的作用靶，研究药物作用模式以及毒副作用。筛选出疾病特异性蛋白质，既可作为疾病分类分型的标志，也可作为临床系统诊断的标志，还可作为挑选有效药物的依据并预测药物作用疗效，因而与药理基因组学配合药物个体化治疗。

（七）环境基因组学（Environmental genomics）

　　应用人类基因组计划所使用的方法，鉴定与环境相关疾病易感基因的等位片段多态性（allelic Polymorphism），建立这些基因多态性的中心数据库，并服务于疾病流行病中基因与环境相互作用的人群研究。通过鉴定影响个体对环境成分反应的基因和等位片段多样性，科学家们将能准确地预测出影响人类健康的危险度，帮助政府制订出环境保护策略。环境基因组学研究有助于寻找环境因素易感基因。随着 EGP 的进展，克隆特定基因日趋容易和精确，使得寻找基因组中负责对辐射和化学物易感型的基因变得切实可行。已证明一些基因在环境暴露的易感性中起重要作用，已有许多基因被列入 EGP 目录的候选基因。多态性中心数据库的建立，可支持等位片段的功能研究和疾病危害度的群体研究。

　　人类基因组图谱及初步分析结果公布，对人类认识自身、推动生命科学、医学以及制药工业的发展都具有极其重要的意义，这也标志人类从此进入后基因组时代（Post-genomic era）。随之产生一些医药研究前沿，包括：化学生物学、预防药学、疾病基因组学、药理基因组学、蛋白质组学、药理蛋白质组学和环境基因组学，此外还有中药基因组学、化学信息学、生物信息学等。这些研究前沿的每一进展，都将推动生命科学的进步，有助于研发新一代药物及一些难治疾病的防治，是医药科技工作者在 21 世纪的研究方向。

二、中医药在继承基础上创新

　　中华医药学是中华文明的灿烂瑰宝，继承、发扬和创新是每一名中医药工作者应尽的责任和义务，为了加速高层次中医临床和中药技术人才的培养，推进中医药学术的研究、继承和发展。中医药是一个宝库，是我们中华民族在长期劳动和与疾病斗争的实践中形成的独特而系统的科学理论，为人类防病治病和医学科学的发展发挥了十分重要的作用。继承和发扬中医药科学，是我们当代中医药工作者义不容辞的责任。继承好中医，才能保持特色，中医药事业才有基础。在此基础上不断创新，才能与时俱进。继承与创新，两者不可缺。

中医药是我国独具特色的医学科学和优秀传统文化，是中华文明的瑰宝。其理论与实践体系，是中华民族在与疾病长期斗争实践中逐步形成并不断丰富、完善发展而成的。从两千多年前的中医理论专著《黄帝内经》、公元1—2世纪中国现存最早的药物学专著《神农本草经》、公元3世纪东汉著名医家张仲景著成《伤寒杂病论》、公元1578年明代医药学家李时珍的《本草纲目》等问世起，中医药为中华民族繁衍昌盛做出了重要贡献，对世界文明产生了积极影响。中医药的科学文化价值、历史贡献和现实地位在我国科技进步、人类生活和社会发展中的重要作用已成为共识。从科技发展的角度看，中医药科研作为我国最具原始创新潜力的领域，其系统性和复杂性等关键问题的突破，将对生物医学、生命科学乃至整个现代科学的发展产生重大影响。如何推进中医药自主创新、推动科技可持续发展是我们面临的重要任务。

技术进步与创新是医药产业发展的核心。医药产业具有4个非常典型的特征。

1. 持续的朝阳产业

由于人类的根本利益在于生存与健康，这种根本性的关注导致医药产业成为各国需求结构和经济结构中最富于持续性的朝阳产业。这种产业特征的结果决定了人们把医药产业始终作为促进高经济增长、高国民福利的支柱产业来对待。

2. 持续的回报丰厚产业

由于医药产品具有显著的低价格弹性和高收入弹性特征，医药产业在诸多产业中具有持续的回报丰厚。这种特征诱导着各国倾向于经由推动医药产业的优先发展以带动国民经济的发展。

3. 持续的技术先导型产业

由于人类对生存、健康需求的持续高度化特征，使得人们总是试图利用最先进的手段、技术和概念来改进、装备医药R&D、技术、生产和使用体系，因此，先导性技术进展总是医药产业取得进展的动力源（诱导因素或推进因素）。

4. 持续的全球竞争性产业

由于人类生理机能和病理机制的普遍共同性特征，使得一种医药产品、服务或技术基本不受地理、文化和人种等地域因素限制而便于建立全球性供给系统或在全球范围实施普遍推行。

所有这些特征的体现与发挥都必须把医药技术进步与创新作为最基本的立足点。在全球，尤其是发达国家经济增长的主要动力来源转为技术进步的今天，没有强劲的技术进步就会因为失去技术先导，而在全球竞争体系中无法实现本国医药产业的持续朝阳和持续丰厚回报。

目前，世界上兴起"中药热"，而我国有着数千味天然植物、动物和矿物药以及各种复方、验方，其药性、疗效大都有千百年的经验性记录和总结。传统中医药是我国医药产业拥有的宝贵财富。它同化学合成药相比，研制技术相对简便，成本低廉，且基本技术已经被我们所掌握，并且易于实现商业化，有着广大的市场。因此，从传统中医药资源中筛选、深度开发达到现代国际质量标准的天然药物或半化学合成药，是我国医药产业自主创新的优选开发途径。

　　2015 年，中国中医科学院屠呦呦研究员获得"2015 年诺贝尔生理学或医学奖"，是因为她"发现了青蒿素，能极大地降低疟疾患者的死亡率。为人类提供了强有力的新武器，以对抗每年困扰着亿万人的疾病。这在提升人类健康和减轻患者痛苦方面的作用是不可估量的"。这是中国医学界迄今为止获得的最高奖项，也是中医药成果获得的最高奖项。屠呦呦获诺贝尔奖留给人们许多思考，譬如当今中医药怎样创新，创新与继承的关系又是什么？从屠呦呦发现青蒿素案例中可以得到有益的启迪：中国医药学是一个伟大的宝库，古代文献中蕴藏着原创思维和宝贵经验，应当认真继承，深入挖掘。在全面、充分继承的基础上，获得创新的灵感，运用现代科技手段，实现中医药创新，推动中医药发展。

　　人类的进步在于不断创新，科学的发展在于不断创新。不同科学有不同的创新范式，一类是否定性创新，颠覆旧说，创立新说。另一类是继承性创新。现代医学创新表现为在哲学层面上继承还原论的思想，在具体发明创造上是全新的，前所未有的，如对疾病认识，由系统而器官，而组织，而细胞，到分子，逐步深入，微观化。而中医创新不同于西医，从哲学层面到具体诊治药方，表现为继承性创新。在《近代中医界重大创新之研究》"古代中医界创新案例"中讨论了张仲景、刘完素、李东垣、朱丹溪、李时珍、吴有性等医家创新案例，他们的成就也都属于继承性创新。

三、技术创新模式

　　中医药科技进步是中医药学术发展的支撑，坚持自主创新是中医药学术和事业发展的不竭动力。在新的历史时期，为更好发挥中医药在国家卫生保健体系中的作用，为人民健康服务，我们必须认真贯彻"自主创新，重点跨越，支撑发展，引领未来"的指导方针，坚持自主创新，努力推进中医药科技进步。

　　技术创新模式是战略目标与战略实施之间的桥梁。医药产业由于企业内部经济、技术发展的不平衡性，可选技术创新模式也呈多元化趋势。按照技术创新的来源来分类，目前我国医药产业技术创新的模式主要有以下几种。

　　1. 自主创新型

　　是指企业依靠自己的研究开发力量来完成技术创新工作。它又分为三种：一是进攻创新型，采用这种模式的医药企业必须经济实力雄厚，具有很强的科技力量和较高的技术水平；二是防卫型，适用于企业现有医药产品的中短期开发，它要求相应的医药企业具有健全的营销机构和力量，同时具有较强的工艺开发力量和适应用户要求的能力；三是补空缺型，它主要适用于后期进入市场的小型医药企业。

2. 联合创新型

它是医药企业与科研单位之间发挥各自优势，联合进行研究开发、生产销售，实施技术创新的模式，双方共担风险、共享成果。例如，山东新华制药厂与中国药科大学联合组成"新中药研究开发中心"，采用联合创新模式，形成了"研究一批，开发一批，储备一批，后续有药"的良性循环的运行机制。

3. 委托研究型

即委托专业科研机构研究开发新药。它适用于医药企业自身开发部门无法进行的部分技术创新工作或是科研单位已有一定基础，由医药企业出资进一步开发的项目。

4. 引进创新型

即企业利用各种手段引进外部的先进技术以实现企业的技术创新目标。我国医药企业主要采用两种引进模式：一是仿制型，我国大部分生产西药（化学合成药）企业都是采用这一模式；二是有偿引进型，即通过许可证贸易等方式引进所需专有知识和专利，通过消化吸收实现产品和工艺的技术创新。它适用于具有较强技术选择能力，有一定资金和技术消化吸收能力的医药企业。

5. 其他模式

除以上四种外，我国医药企业还采用了以下几种模式。一是综合创新型。指按国际标准建立的创新药物研究与开发、临床试验、生产和市场销售为一体的医药产业综合创新模式，如中山国家健康科技产业基地与上海的医药基地。二是创新企业型研究所，如广东省医疗器械研究所成立的国家医疗保健器具工程技术研究中心。三是校办创新企业型，如青岛海洋大学创办的海洋药物技术创新企业。

不论采用何种模式，我国医药产业技术创新都具有一些共同的特征：产品科技含量高；创新技术源内化；科技力量在技术创新企业中占重要位置；学术交流经常化、信息量大；企业领导专业化，创新能力强，决策果断等。

在自主创新的过程中，除了市场这一首要条件外，最为关键的环节就是新药的研究与开发。它包括基础研究、应用研究、开发研究三个基本阶段，涉及化学、生物学、物理学、药剂学、生物化学等众多学科，是一项高科技系统工程，需要组织多学科、多领域的科学家和工程师参加。而我国医药工业企业普遍缺乏基础研究和应用研究的能力。因此，企业必须积极主动地与有关科研院所、大专院校合作，建立产学研长期有效的合作制度和模式，争取打出具有自主知识产权的主导产品和名牌产品。

在产学研合作的同时，应广泛地开展医药关键技术的国际交流与合作。随着医药技术 R&D 在深度和广度上的不断扩展，其知识密集、技术密集、资金密集的特性日渐强化，一些长期的，对未来医药发展有重大影响的技术项目，从经费、周期和效用来考虑，单个国家难以实现，必须开展国际合作。我国还可以拿出部分重大的医药 R&D 项目，通过国际技术招标，直接对外公开。由此，在参与国际技术合作的同时，充分利用国际的先进科研与开发手段，提高我国医药关键技术的开发能力和创新能力。

四、科学技术是把双刃剑

科学技术的飞速发展，尤其是医药科技的发展，使我们人类的健康、生命质量等得到显著提升，但我们在享受这一切的时候，不应忘记，科学技术是一把双刃剑。

现实的人同满足其某种需要的科学技术的属性之间的一种关系，揭示科学技术对个人和社会的意义或效应，就是常说的科学技术价值。科学技术对个人和社会的双重效应是一种客观存在。科学技术具有负面价值，即对个人和社会发展起到消极的意义或效应时；反之，就具有正面价值。既可以对所有人的所有需要毫无触犯而又能够造福于人的"理想"技术是不存在的。在造福于人的同时，科学技术也可能会带来某种灾祸，福祸往往同存共生、相互渗透，经济增长一定程度上伴随着能量的消耗，资源开发必定会使环境无序程度更加明显，如大型水电站的修建也很有可能招致生态以至生物基因库的损失。由此看来，我们要以科学发展观为指导，对科学技术研究活动提前做出基本的价值判断，考察和评价科学技术对个人与社会的作用、意义，并对科学技术实践活动加以规范和引导。不然，科学技术研究活动一旦失去控制就很有可能把人类引向毁灭的深渊。

科学发展观的价值取向要求科学技术应以人为本。以保障人的切身利益、满足人的需要、提高人的生活质量、提升人的素质，为衡量科学技术发展的标准，是以人为本的科学技术价值基准；简单来说也就是以提高人在自然界中的地位，把人从自然界的束缚中解放出来，进一步使人得到全面自由的长足发展，为科学技术发展的核心和最高目标。以人为本代表着发展依靠人民、发展为了人民、发展价值的最终评价者就是人民。人在社会活动中起着决定性的作用，是社会的主体。科学技术是人类的一种重要社会活动，更应该将以人为本作为价值基准。人类运用客观规律对自然界的能动改造就是我们常说的技术，人类对自然现象及其本质的规律性认识就是所谓的科学，人类不断的认识和改造自然界的过程也就形成了科学技术的形成与发展。所以在本质上来说，科学技术是人的能力的表现或延伸，体现着人与自然界的相互作用。科学技术这样的本质，就决定了科学技术是为了整个人类的生存和发展、为了整个人类的自由和幸福做贡献。因此，以人为本应是科学技术的价值基准。以人为本的科学技术价值基准，要求人们在进行科学技术探索和实践中，一定要高度关注人类社会问题，注重从人性和人文关怀的角度出发，使科学技术的发展服从于人类社会需要，要以人类自身的存在与发展决定科学技术的取舍选择和发展方向，对科学研究和技术应用实行社会控制，使科学技术正面价值尽量地放大，更好地造福于人类，而使科学技术的负效应削弱到"可容忍"的限度内，以保证科学技术和人类社会健康发展。

　　社会协调发展是科学技术的价值追求。马克思曾说过:"整个自然界——首先作为人的直接生活资料,其次作为人的生命活动的材料、对象和工具——变成人的无机的身体"。由于其各个子系统之间的相互作用,自然界这个生态系统,维护着整个生态系统的稳定和平衡。生态系统的平衡与稳定是人类社会产生、存在和发展的坚实基础,是人类文明大厦的基石。正因如此,我们应把自然界和人类社会作为一个整体来看待,避免科学技术人为的滥用、误用和恶用,树立以人为本的科学技术发展理念,严格遵循自然界的客观规律、把握科学技术运用的伦理标准,把科学技术发展与人的全面发展这一崇高目标联系起来。人类既要利用、改造自然界,发展生产,促进人类社会的发展,又要考虑到自然界的承受能力、调节恢复能力,考虑给予自然界什么,使自然界始终处于一个动态平衡,实现人与自然的协调发展。

　　实现人与社会的协调发展。科学技术和社会协调发展的源泉是人的能力、智力、体力,推动科学技术和社会发展的原动力是人的需求,人类知识的不断更新和提高更是整个社会发展的智力保证,所以说科学技术和社会发展的主体是人;而人的智力、体力、能力的提高也达到了科学技术和社会发展的目的,从而更好地实现人的全面发展。社会以一定的活动方式来满足人的社会需要而获得进步的过程综合就形成了社会发展。综上所述,我们应把密切关注科学技术发展与人类社会进步的和谐统一,树立以人为本的科学技术发展理念,人类社会发展与科学技术发展联系起来,推动科学技术始终朝着推动社会整体进步、对人类终极关怀的方向发展。科学学创始人英国的贝尔纳指出:"科学是我们时代的产物,是指引和推动这种生活前进的思想的不可或缺的一部分,也是经济生活必要的组成部分"。科学作为一种手段,满足了我们的物质需要;科学作为一种方式,丰富了我们的生活,提高了我们的生活质量。

　　实现人与人的协调发展。地球上有了人与自然的关系,相应的也就产生了人与人之间的关系。包括利己利他的平衡、当代与后代的公正、人与人之间的平等发展、自律互律的制约等在内的均是人与人的关系。促进人的自由全面发展,造福人类,并且不能损害后代人,满足其需求能力是科学技术的最终目的。只有这样,和谐社会才能建成,并有利于后代人持续发展。因此,我们应树立以人为本的科学技术发展理念,以人的长久和整体利益为根本目标,促进不同国家、不同地区、不同人群科学技术协调发展,提高不同国家、不同地区、不同人群认识自然和改造自然的能力,利用先进的科学技术节约资源、合理利用资源、保护生态环境,为我们的子孙后代保留一片适合生存的净土,让他们全面地、自由地、长久地生存在这个美丽的星球上。

　　当然,在充分肯定科学技术建设性的社会功能的同时,我们看到科学技术像一把双刃剑,既能通过促进经济和社会发展来造福于人类,同时也能在一定条件下对人类的生存和发展带来意想不到的后果。我们在设计和制造电脑的时候,也许没有料到、在方便使用电脑的时候更不会去想,报废后的电脑成为一颗炸弹,它所含的有害物质,如果掩埋,会污染水源,如果燃烧,会污染大气。爱因斯坦把铀看作是令人惊异的能源,但同时也很早就意识到原子能可能给人带来的危害。所以他才会说出这样的话:人类通往毁灭的道路是由杰出科学家的名字铺就的。这话听起来多少有点悲壮。如果说科学家、思想家早就料到了人类今天的困惑，我们普通人则是在现实的具体生活内容中同样感受到了科学技术对社会作用的双重性能。

正如现代解释学之父狄尔泰所说，我们这一代人，脸上挂满微笑，眼角却是忧伤的。人类在微笑着享受着科技所带来的方便与富足的同时，心中已经充满了对未来的焦虑和不安。科学技术的发展标志着人类征服自然能力的加强，意味着人们更多地创造出人类所需的物质财富。但是，现实生活又确实存在着科学技术发展与人们的需要、利益之间的矛盾。在当代，科技发展在造福人类的同时，全球问题也日益引起人们的关注，人口增长过快，粮食短缺，能源和资源枯竭，环境污染和生态破坏等问题日益突出。这些问题深刻地反映了人类与自然的矛盾。全球问题的出现，从一定意义上说，就是科学技术被广泛应用于自然之后，人类却又失去对其进行有效控制，从而引发的一系列具有全球性质的问题。一方面，随着人口急剧增加，资源消耗日益扩大，耕地、淡水、矿产资源的人均占有量必然减少；另一方面，人均收入的提高，带来的不仅是个人物质生活条件的改善，同时也造成人类整体生存环境的进一步恶化，地球终于向人类亮出了黄牌。比如温室效应，全球变暖。2006 年的暖冬甚至使爱沙尼亚的熊和英国的刺猬都不肯冬眠。气象专业人士估计，到 21 世纪末地球平均气温最多将上升 6.3 ℃。还比如，生物多样性遭到破坏，全球 1/4 的哺乳动物和 12%的鸟类将要灭亡。伙伴们渐行渐远，人类将成为孤家寡人。再比如，淡水资源危机，全球一半以上的江河遭到污染，全世界 40%的人口严重缺水。总之，人与自然和谐的一面越来越少，冲突越来越多。从科学技术的双重作用来分析全球问题的根源，主要是由于人类对自然规律和人与自然关系认识不够，在对科学技术消极后果还缺乏强有力的控制手段的情况下，无所顾忌地使用科学技术成果。

恩格斯就曾经指出过，由于美索不达米亚、希腊、小亚细亚等地的居民违反自然规律，对自然随意施加手段，破坏了生态平衡，从而遭到了自然界的无情报复。到了 21 世纪的今天，虽然我们生活的条件越来越好，但是生存的环境却越来越糟。其他物种的毁灭，或是由于环境的突然变迁，或是由于另一物种的蚕食，只有人是唯一一种能用自己创造的能量把自己毁灭的生物。人类 20 世纪实践活动的结果浓缩的能量成为一把悬在我们头顶上的德谟克利斯剑。开发利用原子能所带来的消极后果是最好的例证。此外，还有最新的基因技术带给我们对未来的可以想象却不可以理解的景观和困惑，这些都越来越得到世界范围的关注和思考。解决全球问题有赖于多方面的努力和条件，具体的做法有：首先，要用科学的自然观和社会观指导人们和谐地与自然相处，树立全球观念，克服眼前利益和局部利益的狭隘视野和急功近利的行为；其次，如果问题是由社会制度造成的，就需要变革这种不合理的社会制度，创造合理利用科学技术的社会环境。因此笔者认为，克服这种消极作用的途径不在于消灭科学技术本身，而在于消灭统治这种科学技术的社会形式；再次，要增强人们合理控制各种生产活动和消费活动的能力和手段，为摆脱人类困境创造新的物质条件。

参考文献

[1] 杨世民. 药事管理学[M]. 5 版. 北京：人民卫生出版，2011.

[2] 邹俊韬. 从科技理性看科学家承担伦理责任之可能[J]. 社科纵横，2013，28（6）：227-228.

[3] 樊建武. 当代西方未来主义思潮简评[J]. 技术与创新管理，2013，34（2）：173-176.

[4] 阚方军. 科学发展观语境中科学技术价值观[J]. 科技展望，2014，23（2）：218.

[5] 刘姗. 论邓小平的现代化知识价值观[J]. 商场现代化，2009，29（2）：381.

[6] 王雨辰. 论生态学马克思主义对历史唯物主义理论的辩护[J]. 马克思主义哲学，2015，21（8）：10-14.

[7] 孙利芹. 评析技术悲观主义与技术乐观主义[J]. 改革与开放，2011，32（3）：142-143.

[8] 祝洁. 区域科技管理中的技术预见探析[J]. 河南科技，2012，12（6）：6-7.

[9] 郑筱英，廖清江. 药学前沿（2004 年卷）[M]. 北京：中国医药科技出版社，2005.

[10] 苏式兵. 生命科学前沿技术与中医药研究[J]. 上海：上海浦江教育出版社有限公司，2013.

[11] 苏宝锋，吴荣. 对中医药继承创新发展的战略思考[C]. 中国中医药发展大会，2009.

[12] 魏敏. 中医药继承创新要遵循自身规律[J]. 中华中医药学刊，2012（12）：1-1.

[13] 吴仪. 推进继承创新 发挥特色优势——坚定不移地发展中医药事业[J]. 中医药管理杂志，2007，7（7）：471-474.

[14] 王宏广. 发展医药科技，建造医药强国[M]. 北京：中国医药科技出版社，2007.

[15] 王英，尹戎. 中国医药技术进步的跨越战略[J]. 中国药房，1999（2）：49-51.